Inhaltsverzeichnis:

Haftungsausschluss

Die folgenden vorgestellten Informationen sind nach bestem Wissen und Gewissen geprüft. Jede Diät mit dem Ziel der Zu- oder Abnahme von Körpergewicht sollte jedoch nie ohne den Rat eines Arztes und vorheriger gesundheitlicher Überprüfung erfolgen. Die gesamte Diät sollte von einem Arzt begleitet werden. Alle Informationen aus diesem Buch sind nicht in der Absicht verfasst worden, die Behandlung eines Arztes zu ersetzen. Der Autor übernimmt keine Haftung für etwaige Folgen der in diesem Buch beschriebenen Methoden, oder aus den Einnahmen von Nahrungsergänzungsmitteln, Medikamenten oder anderen Stoffen. Jegliche Einnahmen sind ebenfalls mit einem Arzt oder Apotheker zu besprechen. Der Autor übermittelt alle Informationen als Athlet mit Erfahrungswerten, nicht als Arzt, Pharmazeut oder Apotheker. Die gegebenen Auskünfte entstanden aus Recherchearbeiten und Erfahrungen. Sie dienen nicht als ärztliche Ratschläge. Zu beachten sind die Grenzen einer Selbstbehandlung, daher sind bei Krankheitssymptomen professionelle Diagnose und Therapie durch ärztliche Hilfe in Anspruch zu nehmen.

Autor

Robertino-Lukas Mirto ist beruflich Polizeibeamter im gehobenen Dienst des Landes Nordrhein-Westfalen in einem spezialisierten Tätigkeitsfeld der Bereitschaftspolizei mit angepassten Funktionen (u. a. Rettungssanitäter, Zugangstechniken, Multiplikator) und seit über 15 Jahren leidenschaftlicher Sportler. Er verbindet Ausdauerbereiche wie Marathon, funktionelle Bereiche und Krafttraining (Hybridtraining).

Der Sport und der dazugehörige Lifestyle sind ein großer Teil aus dem Lebensinhalt, so dass über die Jahre fundierte Kenntnisse über effiziente Trainingsmethoden, Ernährung und Nahrungsergänzung gesammelt werden konnten. Das Buch entstammt den persönlichen Erfahrungswerten aus der Kombination von Sport und Ernährung, um ein athletisches Aussehen umzusetzen. Gerade die zielgerichtete Ernährung stellt den Schlüssel zum Erfolg dar, um ein entsprechendes optisches Ergebnis zu realisieren. In „Newschool Diet“ wird hinreichend darauf eingegangen, dass eine diätgerechte Ernährung und ein fitnessorientierter Lebensstil weder langweilig noch ungenießbar oder nicht alltagstauglich sein müssen. Nötiges Grundwissen ist in „Newschool Diet“ gesammelt und mit erweitertem Wissen in einem gesamten Leitfaden komprimiert.

Viele Wege führen nach Rom!
... aber warum nicht einfach den kürzesten Weg gehen, den bereits jemand gegangen ist?

Vorwort

Unabhängig - Ehrlich – Zielführend

Servus Sportsfreunde und treue Kinder der eisernen Fitnessgeneration!

„Newschool Diet“ beschreibt den gesamten Weg einer zielführenden Diät für Athletinnen und Athleten, die Fett reduzieren und Muskeln erhalten möchten. Speziell richtet es sich an diejenigen, die einen sehr geringen Körperfettanteil, der durch dünne Haut, sichtbare Blutgefäße und Muskeln geprägt ist, realisieren möchten. Dazu werden auf Grundlage meiner Erfahrungen und Wissensaneignungen, aus der Kombination neuer Evidenz und alter Grundprinzipien, alle zu beachtenden Faktoren und Methoden erläutert. Alle Fragen, die sich im Laufe einer Diät ergeben, sollen durch die gesammelten Informationen beantwortet werden. Nötige Berechnungen werden exemplarisch vorgenommen und erläutert, wie z. B. bei der Kalkulation im Rahmen der Energiebilanz, der Nahrungsberechnung oder Anwendung von Diätmethoden (Refeed, Carb Cycling etc.).

Die Ernährung stellt dabei das größte Themengebiet dar. Dem Leser werden alle nötigen Grundlagen über Makro- und Mikronährstoffe vermittelt. Darüber hinaus erhält der Leser konkrete Angaben über Inhalt, Nutzen und Anwendung von Nährstoffen sowie Lebensmittel.

Der vorliegende Leitfaden weist dir einen sicheren und zielführenden Weg zu deinem Traumkörper. Machen wir es kurz: So viel Muskeln und so wenig Körperfett wie möglich! Das Ziel und der Zweck von mir war es, dem Leser einen handlungssicheren und zielorientierten Leitfaden zum Zwecke des Diätvorhabens zu bieten, der keine Fragen offen lässt und nicht nur vermittelt „wie etwas umzusetzen ist“, sondern auch Grundlagen und Kenntnisse der Ernährung und Begleitfaktoren komprimiert, so dass Gesamtzusammenhänge verstanden werden. Der Inhalt soll die eigenständige Umsetzung ermöglichen und dem Leser somit einen Mehrwert liefern. Neben dem Wissen wird zudem ein Einblick in den Lifestyle einer Fitnessgeneration, bestehend aus angepasster Ernährung, Training und einer über die Jahre immer größer werdenden Nahrungsergänzungsmittelindustrie, gegeben.

Vorerfahrungen braucht der Leser keine, denn der Leitfaden stellt die primären Grundlagen von der Energiebilanz über Nährstoffe bis zu entsprechenden Diätmethoden aufbauend dar. Es werden Fragen beantwortet, die sich während einer Diät ergeben, wie der Gebrauch von Süßstoffen in z. B. Light-Getränken oder die Anwendung von Nahrungsergänzungsmitteln. Der gesamte Diätprozess soll vom Leser am Ende eigenständig umgesetzt und realisiert werden können. Ohne Vermarktung von nicht wirkenden Zauberpillen oder unrealistischen Pauschalplänen. Der Fitnesslifestyle ist mittlerweile geprägt durch eine zahlreiche und vielfältige Auswahl an Nahrungsergänzungsmitteln. Für viele Studiogänger ist der Aminosäurendrink und Eiweißshake fester Bestandteil vor, während und nach dem Training. Darüber hinaus werden allerdings massenweise Pulver, Pillen und Flüssigkeiten mit den unterschiedlichsten Versprechungen vermarktet. Um Licht ins Dunkle dieser Materie zu bringen wird auch den Nahrungsergänzungsmitteln ein eigenes Kapitel gewidmet, um zu erläutern, welche einen Mehrwert liefern, gesundheitliche Gefahren bergen und daher zu meiden sind, als auch überhaupt keinen Nutzen aufweisen. Natürlich werde ich auch hinreichend darauf eingehen, warum das Whey, Pre-Workout-Scoops und EAA-Shakes berechtigter Weise fester Bestandteil innerhalb der Fitnessgeneration geworden sind sowie praktische und trainingseffektive Vorteile liefern.

Der Leitfaden richtet sich zusätzlich an Athletinnen und Athleten, die versuchen den unteren Bereich des Körperfettanteils zu erreichen, was bei gleichzeitigem Erhalt der Muskelmasse eine besondere Herausforderung darstellt. Die Informationen eignen sich für alle Sportbegeisterten, die ihr optisches Ideal realisieren möchten und somit ihre sportlichen Leistungen verkörpern wollen. „Newschool Diet" ist somit hoffentlich auch für dich ein zielführender Leitfaden und Ratgeber, um das eigene optische Ideal zu verwirklichen.

„Das beste Training ist nur die Hälfte wert, wenn Nahrung für den Erfolg ausbleibt." (M. Hamm, „Bodybuilding erfolgreich, natürlich, gesund", 1996, Rowohlt)

Die Bezeichnung als „Athlet"

In diesem Buch bezeichne ich mich selbst, den potentiellen Nachahmer des Diätvorhabens und ein fiktives Anwendungsexempel für die unterschiedlichsten Berechnungen, als *Athleten*. Nach dem Duden handelt es sich bei einem Athleten umgangssprachlich um einen muskulösen Mann. Im sportlichen Sinne spricht man von einem Wettkämpfer. Muskeln werden für das Diätvorhaben vorausgesetzt, ansonsten würde am Ende der Diät leider nichts übrig bleiben. An einem Wettkampf hat sich, unabhängig von der Disziplin, in der Regel auch jeder Sportler schon einmal beteiligt. Ein bisher nicht durchgeführter Wettkampf ist jedoch kein Ausschlusskriterium für die Bezeichnung, denn die Bedeutung hat sich mit dem Laufe der Zeit entwickelt. Aus heutiger Sicht zeichnet einen Athleten die Kombination aus einer besonderen Lebensführung und den ausgeübten Trainingsmethoden aus. Darunter versteht sich also das Ausrichten der eigenen Lebensumstände auf den Sport und die Ernährung, um die eigenen sportlichen Ideale umzusetzen. Wer also zusätzlich alles daran setzt, neben dem Sport auch äußerlich dafür zu sorgen, einen Athleten zu repräsentieren, der erfüllt die Voraussetzungen der Bezeichnung. Kurz gesagt wird jeder Hobbysportler zum Athleten, wenn dieser bereit ist für den Sport zu leben und auch die Dinge diszipliniert umsetzt, die für eine Zielerreichung nötig sind, wie z. B. das Anpassen der Ernährung und die kontinuierliche Trainingsumsetzung.

Aus Gründen der besseren Lesbarkeit wird bei Personenbezeichnungen, personenbezogenen Hauptwörtern und exemplarischen Berechnungen oder Beispielen in diesem Buch die männliche Form verwendet. Entsprechende Begriffe gelten im Sinne der Gleichbehandlung grundsätzlich für alle Geschlechter. Auch das fiktive Anwendungsexempel (Athlet) bezieht sich gleichermaßen auf alle Athletinnen. Die verkürzte Sprachform dient ausschließlich der Vereinfachung und beinhaltet keine Wertung.

1. Die Basis (Energiebilanz)

1.1 Eröffnung der Thematik und die Bedeutung

Um das gesamte und umfassende Themengebiet zu eröffnen müssen wir uns zunächst mit dem Hauptfaktor der Diät, als wichtigsten und alleinigen Erfolgsgaranten, genetisch übergreifend für eine Abnahme von Körpergewicht, beschäftigen. Alles wird am Ende auf diesen Faktor zurückzuführen sein, ganz egal welcher Diethack zusätzlich angewendet wird. An dieser Stelle können vorweg effektive Anwendungsmethoden, z. B. bei der Nahrungsaufnahme, welche fortlaufend noch erläutert werden, auf positive Wirksamkeit bestätigt werden, dennoch ist und bleibt die Einhaltung einer negativen Energiebilanz, also das Kaloriendefizit, der einzige entscheidende Weg zur Zielerreichung.

Über Jahre und bis heute verdienen Unternehmen horrende Summen mit Diätprogrammen für unterschiedlichste Zielgruppen, als auch mit Produkten zur Gewichtsreduktion, die Frauen und Männern mit dem Wunsch nach einem fettfreieren Körper, ihr optisches Ideal versprechen. Irgendwo auch logisch, dass die umsatzorientierten Unternehmen gleichzeitig ein riesiges Interesse haben, den Traum dieser Menschen lange aufrecht zu erhalten, ohne dass die Zielvorstellungen erreicht werden, denn sonst würde die Nachfrage und der Kundenstamm sinken. Über das letzte Jahrzehnt hat sich die Aufklärung rasend schnell und wahnsinnig verbessert. Heute ist es kein Geheimnis mehr, dass der große Zauber einer Diät lediglich in einer einzuhaltenden negativen Kalorienbilanz besteht. Eine einfache Rechnung, die über die Gewichtsreduktion entscheidet. Dabei bestehen keine falschen Versprechungen, sondern Erkenntnisse auf Grundlage wissenschaftlicher Evidenz. In meinen Augen der deutlich bessere Ansatz, als Wunderpillen, bei denen man bis auf die resultierenden gesundheitlichen Nachteile, weiter auf das Wunder warten muss und ebenfalls besser als zweifelhafte Diätprogramme mit Jojo-Effekt. Über Evidenz lässt sich bekanntermaßen nicht diskutieren und streiten, dennoch gibt es immer noch große Personenkreise, die diesen Hauptfaktor (negative Kalorienbilanz) anzweifeln. Der Grund dafür ist einfach erklärt. Nur eine Minderheit verfügt über die geforderte Disziplin, als auch Beständigkeit und ist bereit für die eigene Zielvorstellung hart zu arbeiten. Die Mehrheit möchte zwar auch von Ergebnissen profitieren, aber nur geringen bis gar keinen Einsatz leisten. Die Zielvorstellungen korrespondieren nicht mit diesem Einsatz. Es scheitert an einer unrealistischen Vorstellung der eigenen Leistung. Das ist auch der Grund, warum die Menschen Abkürzungen suchen. Da wären wir wieder bei den Zaubertabletten der Unternehmen à la „Fatburner XY“ oder dem „schnellen 6-Wochen-Programm“, „ganz ohne Einschränkungen“. Davon profitieren wird am Ende immer nur das Unternehmen, nicht der Endverbraucher. Es gibt weder eine Zauberpille die „einfach so“ bei gleichbleibendem Lebensstil zur Veränderung führt, noch ein Kurzprogramm, das jemanden von einer Couchpotato zum Adonis transformiert.

Was es gibt ist die Macht, Dinge zu verändern. Diese Form von Macht nennt sich Wissen. Evidenzbasiertes Wissen, Erfahrungen (Praxis) und harte Arbeit sind der einzige Schlüssel zum Erfolg. Alles zusammengefasst versuche ich in diesem Buch zu komprimieren. Den Einsatz harter Arbeit und Disziplin muss jeder, der das Ziel erreichen will, selbst leisten, allerdings mit einem sicheren und erfolgsgarantierten Weg. Bevor die Nebenfaktoren, also effektive Diätbegleiter, erläutert werden, erfolgt der Start mit der Materie der Energiebilanz und dem Kaloriendefizit.

1.2 Realistische Zielsetzung unter Bewertung der eigenen genetischen Voraussetzung

Die genetischen Voraussetzungen sind dafür verantwortlich, dass der gesamte Weg einer Diät nicht aus Schwarz-Weiß-Denken bestehen kann. Es gibt Grundpfeiler, die unabhängig des Potentials, für alle gelten, wie die bereits erwähnte Beachtung der Energiebilanz, bei der die Berechnung bedarfsgerecht erfolgt. Die Auswahl der Lebensmittel, die Trainingsintensität und alle begleitenden Umstände sind in ihrer Funktion allerdings individuell und für die Zielumsetzung einzeln zu bewerten. Dabei liegt die Betonung auf „Individualität“. Diesen Begriff kann man auf alle Prozesse des Körpers übertragen, die zu Fortschritt verhelfen. Dieser Faktor wird ganz bewusst von Unternehmen oder Einzelpersonen mit wirtschaftlichem Interesse verschwiegen und nicht weiter ausgeführt, denn dieser Faktor führt zum Ausschluss von pauschalisierten Ernährungs- und Trainingsplänen, als auch Einnahmeempfehlungen von Nahrungsergänzungsmitteln, die dem Endverbraucher blind und undifferenziert angeboten werden.

Jeder Prozess ist auf einen jeweiligen Probanden anzupassen und zu individualisieren. Von Bedeutung ist zu wissen, was zu beachten ist und welche Faktoren über den Erfolg überhaupt entscheiden. Das Wissen über diese Faktoren ist die Voraussetzung für eine erfolgreiche Umsetzung. Anschließend können alle entscheidenden Bedarfsberechnungen durchgeführt werden und es wird möglich die Signale des Körpers zu deuten, um eine richtungsweisende Steuerung durchzuführen. Die oberste Priorität dabei ist die Überzeugung und der Spaß am Prozess einer Veränderung, solange der Körper nicht als finanzielles Mittel zum Erhalt des Lebensunterhaltes dient oder Wettkämpfe bestritten werden. Es sollte also ganz klar ermittelt werden, ob man sich mit den Zielvorstellungen, unter Beachtung der eigenen Beschaffenheit, nicht übernimmt, denn der Prozess kann bei Überlastung und Ausreizung des eigenen Potentials dazu führen, dass der Alltag zu sehr beeinflusst wird. Das ist deutlich zu unterstreichen, denn die eigene Grenze sollte erkannt und maßgeblich für die Intensität und Umsetzung einer Diät entscheidend sein. Führt die Umsetzung zu einem Zustand in dem man keinen Spaß und keine Motivation mehr empfindet, dann ist es ein Zwang, der vermieden werden sollte.

Es ist wichtig die eigene genetische Grenze zu akzeptieren und damit zufrieden zu sein. Ein erhöhter Zwang führt zu Krankheit und Sucht, was definitiv nicht das Resultat aus einem sportlichen und ernährungsbewussten Lifestyle sein sollte. Wer seine eigene genetische Grenze kennt, orientiert sich nicht an den Prozessen von anderen, sondern optimiert sich individuell und durch stetige Anpassung der eigenen Leistung. Das soll natürlich nicht heißen, dass man nicht nach den Leistungen der Besten streben soll, allerdings immer mit einer realistischen Einschätzung für die eigene Umsetzung.

Das Training und die Ernährung funktioniert bei jedem Athleten anders, daher wäre es auch nie ratsam konkrete Pläne, die bei anderen zu Erfolgen führen, identisch zu übernehmen. Ich persönlich habe kaum Lebensmittelunverträglichkeiten, reagiere allerdings schnell auf zu viele Ballaststoffe, die zu Problemen in meinem Verdauungssystem führen. Bei hohen Mengen Eiweiß habe ich hingegen noch nie Verdauungsprobleme bekommen. Noch viel unterschiedlicher ist die Verträglichkeit und Regenerationsfähigkeit der abgeleisteten Trainingseinheiten. Die höchste Glückshormonausschüttung habe ich bei langen und intensiven Belastungen, die entgegen jeder Trainingslehre stehen. Dennoch absolviere ich solche Einheiten, auch in der Diätphase, weil sie mich motivieren und ich Spaß dabei habe. Die Zufriedenheit steht immer an erster Stelle, da auch ich kein Profiathlet bin, der seinen Lebensunterhalt mit der Umsetzung verdient. Ich betreibe mein ganzes Leben bereits Ausdauersport, daher ist meine Laktattoleranz, unter anderem bei Laufeinheiten, sehr hoch. Ich könnte diese Trainingsintensität niemals Leuten empfehlen, die sich für eine Diät entscheiden, ihr Leben lang aber im Ausdauersport überhaupt nicht aktiv waren. Lange Laufeinheiten würden in diesem Fall zum direkten „Overreaching" bis hin zur Überlastung im Bereich des Übertrainings führen, da die ausgeführte Belastung über der regenerativen Kapazität liegt. Bei weiteren Trainingseinheiten verhält sich die Erschöpfung akkumulierend und verhindert demnach eine vollständige Regeneration, die dann zur Überlastung aufgrund des zu hohen Trainingsstresses führt. In meinem Fall hilft mir die gleiche angewandte Trainingsintensität allerdings zu regenerieren, da der Trainingsstress, aufgrund meiner Vorerfahrung und Entwicklung im Bereich der Ausdauer, nicht zu einer Überlastung meiner regenerativen Kapazität führt. Genauso kann man auf die Crossfit-Athleten verweisen, deren Umfang und Intensität ebenfalls von keinem empfohlenen Trainingslehreprinzip gestützt wird. Diese Leistungen sind zudem mit dem gleichzeitigen muskulösen und definierten Aussehen unter wissenschaftlichen Erkenntnissen nicht zu erklären, als auch für den Durchschnittsathleten nicht realisierbar oder zu erreichen.

Um dieses Unterkapitel auf den Punkt zu bringen sollte jedem klar sein, dass jeder Körper auf Nahrung und Training anders reagiert. Zum einen sind genetische Voraussetzungen dafür verantwortlich, als auch Gewöhnungen. Der eigene Körper sollte gekannt und realistisch eingeschätzt werden, um die Ernährung und das Training gerade in der Diät eigenständig zu gestalten und zu optimieren. Nur die eigenen Erfahrungswerte führen am Ende zu einer erfolgreichen Gestaltung aller Umsetzungen.

1.3 Anwendungsmethodik

Zur genauen Einhaltung der Kalorienbilanz und Kalkulation des errechneten Kaloriendefizites eignet sich die Methode des Kalorientrackings. Also geht es zunächst um die Dokumentation der Nahrungszufuhr. Die altmodische Art unsere aufgenommenen Kalorien zu dokumentieren, wäre nach jeder Mahlzeit die konsumierten Lebensmittel in ein Notizbuch zu schreiben und am Ende des Tages die aufgenommenen Kalorien zu addieren, so dass wir einen Tageswert erhalten. Viel einfacher und moderner ist allerdings die Methode eine App zu nutzen, da heute jeder Mensch (bzw. fast jeder Mensch) über ein Smartphone verfügt. Die Steuerung in den Apps ist recht einfach und erfolgt effizient. Neben der Eingabe von unverarbeiteten Lebensmitteln gibt es auch die Möglichkeit Fertigprodukte mit Barcode via Kamera zu scannen. Zusätzlich errechnet die App die Makro- und Mikronährstoffe, deren Überblick ebenfalls benötigt wird. Die App erspart einem also sehr viel Zeit und nimmt dem Anwender einen Haufen Arbeit ab. Eine Empfehlung für eine spezifische App würde keinen Sinn ergeben, da jeder mit den unterschiedlichsten Apps zurechtkommt. Außerdem unterscheiden sich die Apps nicht großartig voneinander. Sehr bekannt sind die Trackingapps „MyFitnessPal“, „Lifesum“ oder „Calorie Counter“, um einige Beispiele zu nennen. Alternativ kann natürlich auch das Notizbuch verwendet werden.

Die Datenerfassung aller Kalorien dient nicht nur der Kontrolle über aufgenommene Mengen, sondern auch einer Steuerung bei einer Zu- oder Abnahme von Körpergewicht. Das Ziel dieser Methode ist es so genau wie möglich zu arbeiten, um korrekte Anpassungen bei der Nahrungsaufnahme vorzunehmen. Beim Tracken von Lebensmitteln in die jeweilige App ist zwingend darauf zu achten, dass die Nährstoffangaben übereinstimmen. Auch bei unverarbeiteten Lebensmitteln sollte auf die voreingetragenen Werte in der App geachtet werden, da diese variieren können. Zusätzlich sollte dem Anwender bewusst sein, dass unverarbeitete Lebensmittel, wie z. B. Kartoffeln oder Fleisch, immer einer natürlichen Schwankung (ca. 10 % nach oben als auch unten) unterliegen. Die Lebensmittel werden grundsätzlich mit einer Küchenwaage gewogen. Das Schätzen von Gewicht sollte definitiv vermieden werden, um eine korrekte und genaue Erfassung zu gewährleisten. Ein häufiger Fehler besteht zudem darin, dass Lebensmittel **nach** dem Kochen gewogen werden. Das Wiegen von Lebensmitteln wird immer **vor** der Verarbeitung vorgenommen. Die Lebensmittel verlieren oder gewinnen durch den Verarbeitungsprozess Wasser, was das Gewicht teilweise sehr stark beeinträchtigt. Die Folge ist dann eine zu hohe oder niedrige Lebensmittelmenge, die in der App erfasst wird.

Fällt die Wahl als Beispiel auf die Zubereitung von Reis, wird dieser zunächst gewogen, dann gekocht. Der Reis saugt beim Kochen das Wasser auf, daher kann das Gewicht nach dem Kochen drei Mal so hoch sein, wie im unverarbeiteten Zustand. Als Folge würde man bei exemplarischen 100 g Reis nicht 354 kcal, sondern 1062 kcal tracken, wenn man den Reis nach dem Kochen wiegen würde. Es müssen sich also keine Gedanken über den Wasserhaushalt bei der Zubereitung gemacht werden, wenn die Lebensmittel immer vorher gewogen werden. Mit der Zeit entwickelt man zudem ein Gefühl für die Kalorien in Lebensmitteln, so dass Falschangaben in der App sofort auffallen, wie z. B. bei der Eingabe von gekochten oder ungekochten Lebensmitteln. Auch für die richtige Menge an Makronährstoffen wird recht schnell ein Gefühl entwickelt. Welche Makronährstoffe in welchem Verhältnis konsumiert werden sollten wird in dem Kapitel „Die Makros“ genauer erläutert.

Solltet ihr auswärts essen gehen, so lässt sich das Schätzen kaum vermeiden. Innerhalb der Diät sollte auf Nahrungsmittel zurückgegriffen werden, die unverarbeitet und dem Konsumenten bekannt sind. Das macht die Erfassung einfacher und wird die Verträglichkeit, als auch die Zielsetzung, nicht beeinträchtigen. In einem Steakrestaurant weiß man in der Regel, wie viel Gramm Steak einem serviert wird. Eine potentielle Beilage aus einer Folienkartoffel und grünem Gemüse lässt sich dann einfach mengentechnisch überschlagen und in die App einpflegen. Einige Restaurants stellen mittlerweile alle Nährwertangaben der Gerichte zur Verfügung, in diesen Fällen wäre es besonders einfach. Es gibt allerdings auch Durchschnittswerte, wie z. B. beim Sushi. Bestellt ihr in einem Sushirestaurant als Beispiel 20 Lachsmakis, können diese als Stück in die App eingetragen werden. Die gesamte erfasste Kalorienbilanz stellt so oder so nur eine Orientierung dar. Ihr werdet es nie schaffen eure aufgenommene Nahrung kaloriengenau zu tracken. Es ist nicht schlimm, wenn die aufgenommenen Kalorien täglich variieren, denn in einigen Fällen ist das sogar gewollt. Am Ende wird immer die Wochenbilanz errechnet. Sollte diese ein negatives Ergebnis aufweisen, befindet man sich innerhalb der Diät im grünen Bereich und es wird zu einer Abnahme von Körpergewicht kommen.

Es gilt die Devise so korrekt zu arbeiten, wie es einem möglich ist, da auch der Leistungsumsatz niemals genau kalkulierbar sein wird. Es muss bewusst sein, dass jede noch so kleinste Bewegung Energie benötigt und demnach Kalorien verbrennt. Je nach beruflicher Tätigkeit und verändertem Alltag wird sich diese Energiemenge ändern. Auch hierfür gibt es technische Möglichkeiten, wie z. B. Fitnesstracker in Form von Armbändern oder Uhren, die den Kalorienverbrauch dokumentieren. Auch hier liefern die technischen Mittel nur eine Orientierung, dienen aber als geeignetes Werkzeug, um sich einen Überblick zu verschaffen, gerade weil der Kalorienverbrauch im Alltag oder beim Sport von Athlet zu Athlet deutlich variiert. Neben den technischen Methoden gibt es auch Durchschnittswerte für jede Sportart und jeden Lebensstil, die als Kalorienwert addiert werden. Ich halte diese Art der Berechnung für die heutige Zeit für zu altmodisch und ungenau, daher würde ich von der manuellen geschätzten Erfassung abraten. Die erfassten Daten sollten immer im Zusammenspiel mit den Parametern des Körpergewichts und dem Körperfettanteil verglichen werden, um gegebenenfalls Korrekturen vorzunehmen. Das Wiegen des eigenen Körpergewichts sollte immer zum gleichen Zeitpunkt, auf leeren Magen und ohne Kleidung erfolgen. Dabei sind Schwankungen möglich, was aber auch zunächst kein Problem darstellen sollte, da wieder die Wochenbilanz beachtet wird. Kam es nach einer Woche beispielsweise zu einer Zunahme, müsste die Nahrungsaufnahme angeglichen werden, indem weniger Kalorien aufgenommen werden. Kommt es zu einer zu starken Abnahme, wird in die entgegengesetzte Richtung mit einer höheren Kalorienaufnahme gesteuert. Die Orientierung der erfassten aufgenommenen und verbrauchten Kalorien stellt unter Einbeziehung der physischen Parameter des Körpergewichts und des Körperfettanteils eine der modernsten und genauesten Methoden dar die es gibt, um zielorientiert und erfolgsgarantiert zu arbeiten.

1.4 Bedeutung der Kalorien

Um die Materie zu verstehen müssen wir klären, um was es sich bei „diesen“ Kalorien eigentlich handelt. Jeder von außen nicht steuerbare Prozess des Körpers, als auch jede Aktivität von uns, benötigt Energie. Die Energiemenge, die benötigt wird, ist abhängig von diversen Parametern, wie Größe, Alter, Gewicht und Aktivität. Die Energie erhalten wir durch die Nahrungszufuhr. Unser Körper ist in der Lage Energiemengen zu speichern. Dazu stehen uns die Speicher von Fett, Muskeln und Glykogen zur Verfügung. Unser Ziel in der Diät ist es natürlich gerade die Energiemenge in den Fettdepots zu reduzieren, daher muss mehr Energie verbraucht werden, als der Körper benötigt. Leider bedient sich der Körper allerdings an allen Speichern. Zudem würden wir ohne unsere Fettspeicher unsere lebenswichtigen Körperfunktionen nicht aufrechterhalten können, da wir sonst ständig Energie in Form von Nahrung aufbringen müssten. Der Körper bedient sich an den Fettdepots also erst, wenn er darauf angewiesen ist, wie z. B. in Zeiträumen ohne Nahrungsaufnahme. In erster Linie wird die Energie in Form des zugeführten Glykogens und der Glykogenspeicher im Muskel genutzt bzw. verbrannt. Wird also mit einer reduzierten Ernährung und erhöhtem Leistungsaufkommen die Energie des Körpers aufgebraucht und es ist weniger Energie in Form von Kalorien vorhanden, dann greift der Körper auf bestehende Speicher zurück, was unweigerlich zu einer Reduktion des Körpergewichts führt.

Die physikalischen Gesetze werden an dieser Stelle also deutlich und der Prozess besteht aus keinem Zauber. Die Kalorien stellen in diesem Prozess lediglich die Einheit der Energie dar, um damit rechnen zu können. Dabei geht man bei der Energie von einer Kalorie von einer Wärmemenge aus, die benötigt wird um Wasser zu erwärmen. Definiert wäre das 1 g, um das Wasser von 14,5 Grad auf 15,5 Grad Celsius zu erwärmen (nice to know). Das Ziel besteht jetzt also darin, die Energiemenge zu berechnen, die der Körper benötigt, um seine Funktionen zu sichern, dann den Wert der eigenen täglichen Bewegung zu bestimmen und demnach seine Energieaufnahmemenge zu ermitteln, die im Verhältnis geringer ist, als der Energieverbrauch des Körpers, um diesen dazu zu bringen, auf Reserven zurückzugreifen, damit Körpergewicht reduziert wird. Zugegeben war dieser Satz sehr lang! Unsere Reserven bzw. Energiespeicher reduzieren sich allerdings nicht in gleichen Kalorienmengen. Die Kaloriendichte der Fettdepots ist deutlich höher, als die der Glykogenspeicher im Muskel. Orientieren kann man sich an den Durchschnittswerten von 7000 Kalorien Fett, 1400 Kalorien Muskeln und 700 Kalorien Glykogen jeweils für die Menge auf einem Kilogramm. Der Körper muss also mindestens einem Kaloriendefizit von 7000 kcal ausgesetzt werden, um die Energiemenge von einem Kilogramm Fett zu verbrennen. Anhand dieser Werte orientiert sich auch die Höhe des Kaloriendefizites, je nach Zielvorstellung der angedachten Fettreduktion. Wie hoch das Kaloriendefizit sein sollte wird in einem folgenden Unterkapitel *(„1.6 Höhe des Kaloriendefizits und körperliche Auswirkungen“)* noch ausgeführt.

Der Wert der Erhaltungskalorien würde die Energiemenge bedeuten, die der Körper zur Funktionssicherung und konstanten Energiespeicherung benötigt. Es kommt also zu einem Kalorienverbrauch, der weder zu einer Zu- oder Abnahme führt. Bei einer Temperatur von 28 Grad Celsius und im körperlichen Ruhezustand wird innerhalb von 24

Stunden die Energiemenge der Erhaltungskalorien benötigt. Diese Energiemenge beschreibt man fachgerecht als Grundumsatz. Die zusätzliche Energiemenge über dem Grundumsatz, also jede Art von Bewegung, ob berufliche Tätigkeit oder Sport, wird als Leistungsumsatz bezeichnet.

Im englischen Raum wird man auf zusätzliche Begriffe stoßen, damit diese unterschieden werden können, werden sie kurz erläutert. Der Grundumsatz wird beispielsweise als „Resting Metabolic Rate“ (RMR) bezeichnet. Der Leistungsumsatz splittet sich in die Begriffe „Thermic Effect of Activity“ (TEA) und „None Exercise Activity“ (NEAT). Der TEA beschreibt explizit den sportlichen Leistungsaufwand, also alle zusätzlichen Trainingseinheiten. Der NEAT hingegen umfasst die normalen Alltagsbewegungen, wie z. B. Stehen, Gehen oder Schreiben. Zusätzlich ist noch der „Thermic effect of Food“ (TEF) genannt, der bei Berechnungen via Kalorientracking nicht beachtet werden kann. Dabei geht es um den Energieverbrauch der bei dem Prozess der Verdauung entsteht. Dieser Prozess ist sehr energieaufwendig und kann bis zu 10 % an zusätzlichem Energieaufwand, durch die aufgenommene Nahrung, bedeuten. Der höchste Energieaufwand entsteht hier bei der Verstoffwechselung von Eiweiß, der geringste bei den Kohlenhydraten. Theoretisch würde daraus resultieren, dass durch den TEF und eine proteinreiche Ernährung eine deutlich höhere Energiemenge vom Körper benötigt und umgesetzt wird.

Für folgende Berechnung wird sich zur Vereinfachung auf den Grundumsatz und den Leistungsumsatz beschränkt. Durchschnittlich geht man prozentual von einem Kalorienverbrauch aus, der zu 60 bis 75 % aus dem Grundumsatz, zu 15 bis 30 % aus körperlicher Aktivität und bis zu 10 % aus Verdauungsprozessen besteht. Gesonderte Faktoren wie die Außentemperatur können den Grundumsatz beeinflussen. Dies ist der Fall ab einer heißen Außentemperatur von 30 Grad Celcius oder bei Kälte ab 21 Grad Celcius. Auch ein möglicher Nachbrenneffekt beim Sport ist eher zu vernachlässigen, da dieser sich maximal bis 10 % im Bereich der ausgeübten Leistung befindet, eher bei Ausdauereinheiten seine Nachwirkung entfaltet und ganz individuell ausfällt.

1.5 Berechnung der Umsätze

Um überhaupt zu wissen, welche Kalorienmengen für uns rechnerisch von Bedeutung sind, müssen wir einige Berechnungen vornehmen. Diese können mit den folgenden Formeln manuell vorgenommen werden, sollten allerdings stetig neu berechnet werden, sobald sich das eigene Körpergewicht verändert oder andere Parameter wie das Alter ändern. Den Grundumsatz kann man mit mehreren Methoden errechnen, ich halte die Harris-Benedict-Formel für eine einfache und genaue manuelle Berechnungsmöglichkeit.

Für Männer gilt die Formel:

Grundumsatz (kcal/24h) = 66,47 + (13,7 * Körpergewicht in kg) + (5 * Körpergröße in cm) – (6,8 * Alter in Jahren)

Für einen beispielhaften 180 cm großen und 80 kg schweren Athleten würde sich demnach folgender Grundumsatz ergeben: ***1892,47 kcal Grundumsatz*** *(kcal/24h) = 66,47 + (13,7 * 80 kg) + (5 * 180 cm) - (6,8 * 25)*

Für Frauen ist die Formel etwas verändert:

Grundumsatz (kcal/24h) = 655,1 + (9,6 * Körpergewicht in kg) + (1,8 * Körpergröße in cm) – (4,7 * Alter in Jahren)

Auch der Leistungsumsatz kann manuell berechnet werden. Dafür gibt es je nach Aktivität (Physical Activity Level) unterschiedliche Faktoren, die mit dem Grundumsatz multipliziert werden müssen. Besteht die Aktivität überwiegend aus Sitzen, Gehen und Stehen, so ist der Grundumsatz mit dem Faktor 1,6 bis 1,7 zu multiplizieren. Steht und geht man hauptsächlich über den Tag, so multipliziert man den Faktor 1,8 bis 1,9. Das Aktivitätslevel von Hochleistungssportlern kann man mit dem Faktor 2 bis 2,4 multiplizieren. Da der Faktor nicht genau bestimmt werden kann, handelt es sich hier nur um grobe Durchschnittswerte. Eine genauere Methode den Leistungsumsatz zu ermitteln stellen die digitalen Methoden, also Fitnessarmband oder -uhr, dar.

Exemplarisch multiplizieren wir für den 180 cm großen und 80 kg schweren Athleten den Faktor 2,0 mit dem errechneten Grundumsatz, wenn wir davon ausgehen, dass der Athlet recht aktiv im Alltag ist und täglich Sport treibt.

*PAL Faktor 2,0 * 1892,47 kcal Grundumsatz =* ***3784,94 kcal täglicher Kalorienverbrauch***

Nach den Berechnungen stellen wir fest, dass der exemplarische Athlet, aufgrund seines Grund- und Leistungsumsatzes 3784,94 kcal an Energiemenge benötigt, um seine Erhaltungskalorien zu decken. Eine Aufnahme mit der gleichen Menge an Nahrung deckt den Leistungsbedarf, sichert alle Körperfunktionen und sorgt weder für eine Zu- oder Abnahme an Körpergewicht.

1.6 Höhe des Kaloriendefizits und körperliche Auswirkungen

Die Bestimmung des Kaloriendefizits erfolgt wie bei jeder Berechnung individuell und wird unter Berücksichtigung einiger körperlicher Parametern, als auch Zielbestimmung, ermittelt. Da die Höhe des Kaloriendefizits zum einen von der Nahrungsaufnahme und zum anderen von dem Leistungsumsatz abhängt, ist zumindest die Nahrungsaufnahme begrenzt. Das Fasten würde also das maximal mögliche Defizit für den Faktor Nahrungsaufnahme bedeuten, denn weniger als nichts ist logischerweise nicht möglich. Der Leistungsumsatz wäre theoretisch endlos, in der Praxis beschränkt sich dieser auf die maximale Leistungsfähigkeit bis zum Aufbrauch der absoluten Energiereserve. Wie hoch das Kaloriendefizit gestaltet wird, kann zum einen vom bestehenden Körperfettanteil, gesundheitlichen Aspekten, Gründen des Muskelerhalts und entsprechender Zielsetzung abhängig gemacht werden.

Das Hauptziel der Diät ist die Fettreduktion, dennoch ist es im Sinne eines Athleten, dabei auf so viel Muskelverlust zu verzichten, wie es möglich ist. Die Aufgabe gestaltet sich bei einer intensiven Diät, wo es in den unteren Bereich des Körperfettanteils geht, sehr schwierig. Hier wird auch klar, warum Fettreduktion und gleichzeitiger Muskelaufbau nicht funktionieren kann, denn der Körper reagiert bei dem Abbauprozess folgendermaßen. Leeren wir im Laufe der Diät die Energiereserven und befinden uns konsequent im Kaloriendefizit, so greift der Körper auf vorhandene Körpersubstanz zurück. Uns sollte klar sein, dass der Körper auf unseren gesamten Energiespeicher zurückgreift, d. h. neben Fett auch Muskulatur sowie Glykogen. Um ein Kilo Fett zu verbrennen benötigen wir 7000 kcal an verbrauchter Energie. Unsere Muskelmasse wird allerdings bereits bei ca. 1400 kcal pro Kilogramm verbrannt. Die Gefahr, dass Muskulatur verbrannt wird, ist demnach deutlich höher, wenn wir uns in einem sehr großen Kaloriendefizit befinden und über bereits wenig Körperfett verfügen. Hier sei gesagt, dass der Prozess der Abnahme von Körperfett niemals ein Sprint sein kann, denn dann drehen wir uns im Kreis. Kurze Zeiträume können zwar für „Minicuts" verwendet werden, wobei dies eher eine Methode für Athleten darstellt, die in entsprechender „Form" sind. Zudem ist die Variante des „Minicuts" ein Vorgehen zur Fettreduktion in einer Aufbauphase und nicht in einer kontinuierlichen Diät. Die langzeitige Fettreduktion ist ein längerer Prozess, der sich entsprechend verlängert, umso größer der anfängliche Körperfettanteil ist. An dieser Stelle wird ebenfalls deutlich, wie wichtig die korrekte Eiweißaufnahme innerhalb der Diät ist, um bestehende Muskulatur vor dem Abbauprozess zu schützen, als auch die Stimulation der Muskeln durch das Krafttraining.

In der Literatur wird ein Kaloriendefizit von 500 kcal/Tag empfohlen, um gesundheitliche Nachteile zu vermeiden und Muskulatur zu erhalten. Die maximale Verlustrate der Körpermasse sollte allerdings anhand der Zielsetzung bestimmt werden und kann demnach auch deutlich höher sein. Hierbei ist anzumerken, dass Fett eine außerordentlich hohe Energiedichte besitzt. Wer also in die unteren Bereiche möchte (deutlich unter 10 % Körperfett) muss je nach Veranlagung den Verlust von Muskelmasse in Kauf nehmen, denn der Körper gibt seine tiefsten Depots nicht freiwillig auf. Zudem sei hier auch deutlich darauf hingewiesen, dass im unteren Bereich der Fettverlust zwangsläufig über die Nahrungsreduktion erfolgen muss. Nur die Einhaltung einer mehr oder weniger „Mangelernährung" zwingt den Körper auf seine Notreserven zurückzugreifen. In diesem Zustand hat eine Diät nichts mehr mit Gesunderhaltung oder hoher Leistungsfähigkeit zu tun. In diesem Fall wird ein optischer Zustand erzeugt, der für manche Menschen ästhetisch ist und für andere wiederum nicht. Ebenfalls sprechen wir von einem Zustand, der niemals Dauerzustand sein sollte oder kann. Sollte ein Körperfettanteil von 10 % erreicht werden und man will weiter in die „unangenehme" Ebene, sollte sich der Verlust an Körpermasse auf unter ein Prozent pro Woche beschränken. Dies würde bei einem 80 kg schweren Athleten bedeuten, dass dieser einen Gewichtsverlust von 720 g die Woche maximal realisiert und dies demnach einem täglichen Kaloriendefizit von 725 kcal entspricht.

Das Kaloriendefizit kann also dementsprechend im Anfangsstadium der Diät etwas höher sein, sollte im Verlauf aber korrigiert werden. Je nach körperlicher Veranlagung und Genetik wird es anhand der Parameter von reduziertem Körpergewicht sowie Zielsetzung korrigiert. Möchte man so wenig Muskelmasse verlieren wie möglich, muss das Kaloriendefizit kleiner gehalten werden. Ist das Ziel anfänglich, aufgrund eines hohen Startkörperfettanteils, viel Gewicht in kurzer Zeit zu verlieren, kann das Kaloriendefizit höher angesetzt werden. Als Hauptparameter neben Körpergewicht und Messung des Körperfettanteils ist definitiv das Spiegelbild zu nennen. In erster Linie entscheidet jeder selbst mit welchem Körperfettanteil und mit welchem Anteil an Muskelmasse er sein Ideal definiert. Hierbei ist allerdings explizit darauf hinzuweisen, dass es in der Diät oft den Anschein macht, als hätte man extrem viel Muskelmasse verloren. Das ist allerdings in den meisten Fällen nicht zutreffend, denn gerade wenn sich der Körper in einem Defizit in Verbindung mit reduzierten Kohlenhydraten befindet, scheidet der Körper Wasser aus. Der Look ist dementsprechend nicht mehr so „prall“ oder „voll“, denn die Muskulatur besteht zu 70 % aus Wasser. Eine Methode von Wasser und Energie, gerade auch für das Training, zu profitieren ist u. a. das Carb-Cycling oder ein Refeed. Die Methoden werden in einem weiteren Kapitel gesondert ausgeführt.

Als Faustformel würde ich sagen, dass Personen mit bis zu 15 % Körperfett unter 1000 kcal/Tag bleiben sollten, um größere Verluste von Muskelmasse zu vermeiden.

Orientierungszahlen: Bis zu 1000 kcal tägliches Defizit, also Verlust von 1 kg Fett pro Woche, vertret- und umsetzbar.

<u>Individuelle Berechnung:</u>

Bis zu 30 % des Grundumsatzes stellt das tägliche Kaloriendefizit dar bzw. wird 1 % Reduktion des Körpergewichtes innerhalb einer Woche angestrebt. Höhere Defizite sind unter dem Risikoaspekt der Muskelreduktion und jeweiligen Zielsetzung umzusetzen.

Bei einer Nahrungsreduktion in Verbindung mit einem hohen Leistungsumsatz (Ausdauersport) sind größere Kaloriendefizite allerdings wahrscheinlich. Werden zusätzlich die Makronährstoffe Fett und Kohlenhydrate in welcher Art auch immer manipuliert und reduziert, setzt dies den Körper unter Stress. Ist das Kaloriendefizit für eine Person zu hoch reagiert der Körper aufgrund der Mangelerscheinungen, was kein Grund zur Sorge ist. Das Kaloriendefizit sollte allerdings angepasst werden, um negative körperliche Folgen auszuschließen. Die Anzeichen äußern sich in Schlafstörungen, trockener Haut, Müdigkeit, Kopfschmerzen oder auch Mundgeruch. Passenderweise kann hier der Hinweis gegeben werden, dass eine Nahrungsreduktion immer zu einem Mangel an Mikronährstoffen führt, daher muss ganz speziell auf die Zufuhr von ausreichend Gemüse, als auch die entsprechende Nahrungsergänzung, geachtet werden, die die Mangelerscheinungen und einhergehenden körperlichen Reaktionen ebenfalls reduzieren.

1.7 Die Unterscheidung: „lean“ und „shredded“

Bei beiden Bezeichnungen handelt es sich um neuartige Fitnessbegriffe, die den optischen Zustand eines Athleten mit sehr geringem Körperfettanteil beschreiben. Die Zustände sind zwar nicht offiziell definiert, aber „lean“ ordnet sich in einen umsetzbaren Bereich des Körperfettanteils von rund 12 % ein. Als „shredded“ bezeichnet man einen Zustand, der nur kurzzeitig gehalten werden kann und auch gesundheitlich nicht lange zu empfehlen ist. Der Körperfettanteil ordnet sich unter die 10 %-Marke des Körperfettanteils ein und geht je nach Veranlagung bis in den Bereich von 6 % Körperfettanteil. „Shredded“ bedeutet also ein sehr trockenes Aussehen, dünne Haut, die über den sichtbaren Blutgefäßen des Muskels liegt, bis hin zu sichtbaren Muskelfaserstreifen. Sicherlich ein Zustand den kein Athlet braucht, dennoch ein optisches Ideal für viele darstellt. Dieser Zustand wird nur mit der Einhaltung aller Regeln der Diät erreicht und fordert ein Maximum an Disziplin. Es gibt allerdings auch Athleten, die aufgrund ihrer genetischen Voraussetzung diesen Zustand nicht erreichen werden. Die verantwortlichen Körpersignale, als auch die optischen Merkmale werden recht frühzeitig erkannt. Diesbezüglich sollte sich jeder Athlet auch realistisch selbst reflektieren. Der Zustand sollte ausschließlich von Wettkampfathleten bei einem Contest oder Hobbyathleten für einen sehr kurzen Zeitraum, z. B. für ein Fotoshooting, erreicht und gehalten werden, denn der Körper arbeitet mit dem geringen Körperfettanteil in einem „Notzustand“.

Der Unterschied zwischen „lean“ und „shredded“ besteht nicht nur in der Optik, sondern auch in den Reaktionen des Körpers. Während man in einer Diät des „leanen“ Zustandes normalen Hunger aufgrund der reduzierten Kalorien entwickelt und diese Phasen präventiv mit Refeeds verhindern kann, besteht beim „shredden“ konstanter und großer Hunger. Die Gefahr, dass die Diät abgebrochen wird und der Athlet ins „Binge-Eating“, also in nicht endende Fressattacken verfällt, ist groß. Zudem braucht der Körper mehrere Wochen bis Monate, um die Hormone wieder in ein Gleichgewicht zu bringen und ein normales Hunger- bzw. auch Sättigungsgefühl zu entwickeln. Die Funktion der Hormone Leptin und Ghrelin werden in dem Unterkapitel „Refeed und Carb Cycling“ (2.3.6) erläutert. Den Heißhunger, auch auf untypische Lebensmittel und Kombinationen, den der Athlet beim shredden entwickelt, kann man sich wie bei dem einer Schwangeren vorstellen. Bleibt der Athlet im „leanen“ Bereich entsteht natürlich auch immer wieder der Hunger auf „Cheats“, dieser kann aber unter Kontrolle gebracht werden. Nicht jeder Athlet ist für die unteren Bereiche gemacht, gerade wenn es die erste Diät ist, wird das Ansteuern dieser Bereiche nicht empfohlen. Die erste Diät kann im besten Fall als Testphase betrachtet werden, gerade auch um zu erproben, ob sich die negative Kalorienbilanz auf die Psyche und Laune auswirkt. In den Bereichen unter 10 % Körperfettanteil ist dies sehr wahrscheinlich und damit sollte jeder Athlet umzugehen wissen, um das soziale Leben nicht zu gefährden. Steuert man allerdings ernsthaft die unteren Bereiche an, so wird es irgendwann anfangen, dass das rationale Denken schwerer wird. Gerade in den letzten Wochen, wo der Feinschliff erfolgt sind die Energiereserven aufgebraucht und man wird alle Methoden in Frage stellen. Eventuell kommt es dazu, dass man Abweichungen, wie z. B. zusätzlichen Einbau von Kohlenhydraten vornimmt, da man am Morgen sehr „flach“ erscheint oder Trainingsumstellungen, weil man plötzlich der Meinung ist, Muskeln zu verlieren. Es wäre eine Lüge zu behaupten, dass der „shredded“-Zustand einfach so erreicht werden kann, denn es ist in allen Lebensbereichen eine Art Aufopferung. Es gibt Athleten, die diesen Zustand erreichen wollen und Athleten, denen der Weg zu steinig ist. Es gibt auch Läufer, die mit der Strecke von 10 Kilometern zufrieden sind und dann gibt es wieder die, die einen Ultra-Marathon laufen, um die sportliche Erfüllung zu erlangen. Um „lediglich“ eine Diät für das Sommer-Six-Pack zu vollziehen, reicht die Planung für den „lean“-Zustand.

Über die Zielvorstellung und das zu erreichende optische Ideal sollte sich der Athlet vor dem Start der Diät im Klaren sein, um die Dauer und den Bedarf optimal planen zu können. Nur so lassen sich auch die korrekten Wochenkalorien berechnen. „Lean“ kann jeder Athlet werden, ohne sein soziales Leben zu sehr einzuschränken. Auch die sportlichen Leistungen nehmen für diesen Bereich nicht ab. Ich persönlich würde mich, aufgrund meiner Liebe zum Sport, immer im Bereich von „lean“ orientieren. Dieser Bereich beeinflusst weder meine Stimmung noch meine Lebensinhalte. Ich verlasse diesen Bereich hin und wieder für einen sehr kurzen Zeitraum, um meine Form mit einem Fotoshooting festzuhalten. Auch kurz vorm Sommer kann man für einen Urlaub natürlich mal die Diät anziehen, allerdings solltet ihr ausschließlich in die unteren Bereiche des Körperfetts, wenn ihr den Zustand aushaltet und dieser euch nicht zu sehr einschränkt, denn dann ist es die Aufopferung nicht wert, solange ihr nicht euren gesamten Lebensunterhalt mit eurem Körper verdient. Für die Planung der Diät sei noch deutlich erwähnt, desto tiefer der Körperfettanteil geplant ist, umso größer sollte der Anteil an vorhandener Muskulatur sein, denn es wäre eine weitere Lüge zu behaupten, dass die gesamte aufgebaute Muskulatur gehalten werden kann. Der Körper wird sich nicht nur an den Energiespeichern der Fettdepots bedienen und je größer der Abbau und die Defizite sind, umso höher ist ebenfalls die Gefahr von Muskelabbau. Es sei also daraufhin hingewiesen, dass der „shredded“-Look ohne solide Muskulatur nicht erreicht werden kann.

1.8 Diätkritik

Das persönliche Umfeld wird zwangsläufig im Verlaufe einer strengeren Ernährungsweise und eingehaltenen Diät mit der Umsetzung konfrontiert. Dabei wird es immer stille Teilhaber geben, als auch solche die die angewandten Methoden anzweifeln und kritisieren. Ungefragt geäußerte Kritik ist hierbei normal, denn alles was im Leben von der Norm abweicht, bewegt Kritiker zur Äußerung. Wie anfangs eingeleitet gibt es sicherlich viele Methoden, die zur Veränderung und zum Ziel führen. In diesem Buch wird die effizienteste und kalkulierbarste Methode gewählt. Um Kritikansätze zu widerlegen wird folgend noch einmal Stellung bezogen.

Kritik am Kalorientracking

Das Tracken von Kalorien und Einhalten einer vorgegebenen Ernährung ist gerade nicht aktiven Athleten, unter dem Aspekt der Fettreduktion, fremd. Oft wird die genaue Berechnung der Kalorien für einen Erfolg angezweifelt und für unnötig erklärt. Das Zählen und Dokumentieren der Kalorien stellt jedoch die genaueste Methode zur Einhaltung einer negativen Kalorienbilanz dar. Natürlich führen viele Wege nach Rom, dennoch ist eine negative Kalorienbilanz immer für eine erfolgreiche Gewichtsreduktion bzw. für die Abnahme von Körpersubstanz verantwortlich. Durch die Dokumentation der Kalorien wird die Einhaltung des Kaloriendefizites gewährt. Gleichzeitig werden die Erfolge kalkulierbar und bei Einhaltung der Methodik garantiert. Auch Angleichungen in der Diät werden durch die genaue Dokumentation einfacher, so dass Stagnationen schnellstens verhindert werden und die Fettreduktion konstant bleibt. Natürlich wäre es ebenfalls denkbar, dass man die Kaloriendichte von Lebensmitteln kennt und täglich gleiche Lebensmittel und Mengen konsumiert, die unter dem eigenen Bedarf und Verbrauch liegen. Oder man könnte die Lebensmittel so stark reduzieren, dass man sich sicher über die resultierende negative Kalorienbilanz sein kann. Das ist für eine optimierte Fettreduktion, unter dem Aspekt des größtmöglichen Muskelerhalts allerdings die denkbar schlechteste Methode, da auch die Makronährstoffe in ein vorberechnetes Verhältnis gebracht werden müssen. Es wird also deutlich, dass das Tracken der Kalorien die genauere und flexiblere Variante darstellt.

Unterschiedlichste Kritik sollte in jedem Fall individuell beurteilt werden. Die Frage die man sich dabei stellen sollte ist, ob die Kritik konstruktiv und unter der Beurteilung der jeweiligen vorhandenen oder auch nicht vorhandenen Kompetenz überhaupt Anwendung findet. Gerade bei dem Thema der Ernährung macht es einen Unterschied, ob ein bereits erfolgreicher Athlet aus dem Bodybuilding, ein Ernährungswissenschaftler, der selbst sportlich aktiv ist oder eine nicht aus dem Fachbereich stammende Person Kritik an dem Diätvorhaben äußert. Es gibt viele Ernährungsweisen, die mit einem gesunden Lebensstil und einer moderaten Gewichtsabnahme im Einklang stehen, dennoch ist es wichtig, die Zielrichtung und eigene Zielvorstellung auf die angewandte Methode zu übertragen. Dieses Buch richtet sich unter anderem an Athleten, die den unteren Bereich des Körperfettanteils (< 10 % Kfa) erreichen wollen. Zudem soll so viel Muskelmasse erhalten bleiben, wie nur möglich und zusätzlich sollen hochanspruchsvolle körperliche Leistungen vollbracht werden. Das Ziel ist somit nicht nur lediglich Körpergewicht zu verlieren, sondern stellt den Körper vor eine Mammutaufgabe, die deutlich mehr abverlangt.

Diese Aufgabe richtet sich an Athleten für die eine einfache Zu- oder Abnahme von Körpergewicht, aufgrund ihrer Konstitution und Erfahrung, keine Herausforderung mehr darstellt. Für die Zielvorstellungen dieser Athleten reichen „normale" Ernährungstipps oder Diäten für die Erreichung des optischen Ideals nicht mehr aus und es werden entsprechend höhere Anforderungen an den Körper gestellt. Auch Ratschläge der „älteren Generation" sollten kritisch geprüft werden, da sich die Zielsetzungen über den Generationswechsel stark verändert haben. Nicht grundlos schießen Leistungen und Ansprüche über die Jahre rasant in die Höhe. Die Entwicklung der neuen Generation ist spürbar schneller und intensiver, denn der Kenntnisstand der Ernährungs- und Trainingslehre ist deutlich weiter, als noch vor einigen Jahren. Die Umsetzung der evidenzbasierten Systeme führt zu schnelleren Erfolgen und demnach auch zu deutlich höheren Qualitäten. Die neue Generation kann die geleistete Erfahrung von Athleten und Evidenz des heutigen Kenntnisstandes deutlich besser umsetzen, denn ihnen steht das Wissen bereits anwendungsgerecht zur Verfügung, was natürlich einen deutlichen Vorteil darstellt, den viele Athleten damals nicht hatten. Für mich persönlich ist es ein befriedigendes Gefühl die gemachten Erfahrungen und das Wissen an Athleten mit dem Potential zur erfolgreichen Umsetzung weiterzugeben. Die Informationen in diesem Buch sollen einen erfolgsgarantierten Diätweg aufzeigen und Mehrwert leisten.

Häufig wird die genaue Kalkulation der Ernährung gerade von älteren Athleten für unnötig bewertet. Auch die Trainingsgestaltung der älteren Generation setzt sich häufig aus hohen Volumen und fehlenden Deloads zusammen. Die getätigte Aussage ist häufig, dass das Training und die Ernährung nach dem eigenen Körpergefühl gestaltet werden soll. Das ist vom Prinzip auch richtig, jedoch sind Angleichungen nur erschwert möglich, wenn die Ernährungs- und Trainingsgestaltung kein System hat, welches errechenbar angeglichen werden kann. Die Genauigkeit spart am Ende Zeit und ist effizienter, als ausschließlich mit dem Körpergefühl „auszuprobieren".

In Bezug auf professionelle Athleten ist ganz klar anzumerken, dass egal aus welchem Bereich der Leistungsausübung diese stammen, immer mit professionellem Trainer bzw. Coach gearbeitet wird. Daraus resultiert, dass das Training und die Ernährung häufig nicht von dem Athleten selbst gesteuert werden, so dass sich dieser ausschließlich auf die praktische Ausübung konzentrieren kann. In diesen Fällen reagiert der Trainer oder Coach in diversen Zeitabständen immer wieder auf veränderte physische Parameter mit der Angleichung der Mengen und der Auswahl an Lebensmitteln. Auch hier findet selbstverständlich eine angepasste Kalkulation statt, sonst würde der Athlet die angesteuerte Körperform nicht erreichen. Gerade im Profibereich ist die Kalkulation noch viel genauer. Athleten, die weder Kalorien tracken noch dokumentieren, greifen also auf die Arbeit des jeweiligen Trainers oder Coach zurück, der die entsprechenden Berechnungen durchführt.

Portionsmethode

In den USA werden Zutaten in Rezepten häufig in anderen Einheiten angegeben. In vielen Fällen rechnen die Amerikaner nur mit „Cups“ oder „Scoops“, wie man sie aus Nahrungsergänzungsmitteln kennt. Ein Cup entspricht in der Regel 240 g für Flüssigkeiten und 130 g für Mehlerzeugnisse. Es ist also immer eine Angabe für Durchschnittswerte, da auch Pulver (diverser Erzeugnisse) unterschiedlich schwer sein kann. Dennoch nutzen die Amerikaner diese Berechnungsmethode, auch in Diätempfehlungen. Das Prinzip ist am Ende, auch wenn es etwas eingeschränkter und ungenauer ist, gleich, denn auf eine Zu- oder Abnahme wird mit der Reduktion von Cups oder eben mit einer Erhöhung reagiert. Wenn jemand dieses Prinzip für sich entdeckt und damit arbeiten kann, dann ist auch diese Methode brauchbar. Genauer ist allerdings das jeweilige Abwiegen und Summieren der Kalorien von individuellen Lebensmitteln.

Zusammengefasst stellt das Kalorientracking demnach einen Erfolgsgaranten, unter Einhaltung einer genauen und flexiblen Methode zur Kalkulation und Bestimmung der Kalorienbilanz, dar. Es ist die modernste Methode, daher können ältere Varianten als obsolet beurteilt werden.

Kalorienreduktion führt zu verminderter Gedächtnisleistung

Eine kursierende Behauptung im Rahmen von kalorienreduzierten Diäten ist, dass eine Reduktion der Kalorien die Gehirnleistung beeinträchtigt, da das Gehirn „Zucker" benötigt und es ohne diesen nicht anspruchsvoll arbeiten kann. Man könnte beim Lesen zwischen den Zeilen annehmen, dass es Menschen gibt, die eine eher zuckerreiche und nicht gesundheitsorientierte Ernährung versuchen zu rechtfertigen, aber die Annahme soll zunächst objektiv beurteilt werden. Tatsächlich gab es bereits Forschungen, die der Annahme auf den Grund gehen sollten. In den ersten Studien wurden Tests typischerweise mit Ratten durchgeführt und man fand heraus, dass sich die geistigen Fähigkeiten bei einer Kalorienreduktion sogar verbesserten. Wie verhält sich also eine negative Kalorienbilanz auf die Gehirnleistung beim Menschen?

Die Ergebnisse entstammen der Studie „Caloric restriction improves memory in elderly humans" (von A. V. Witte, M. Fobker, R. Gellner, S. Knecht und A. Flöel, Universität Münster), die u. a. in der Fachzeitschrift PNAS (DOI: 10.1073/pnas. 0808587106) veröffentlicht wurde. Die Studie wurde mit 50 Senioren durchgeführt, bei denen man zwei Drittel der Teilnehmer auf Diät setzte. Eine Gruppe aß 30 % weniger Kalorien als üblich, der andere Teil nur 20 % weniger. Bei einer Vergleichsgruppe wurde nichts verändert. Mit allen Teilnehmern wurden Gedächtnistests durchgeführt, die bei den Teilnehmern mit den reduzierten Kalorien mit der Zeit deutlich besser ausfielen. Die Ursache erkannte man in den Blutauswertungen, denn bei den Teilnehmern mit den reduzierten Kalorien verringerte sich die Insulinkonzentration und die Konzentration des Proteins TNF-alpha. Eigentlich logisch, da die Teilnehmer mit der unveränderten Ernährung durch die energiereiche Nahrung über deutlich mehr Insulin verfügen und der höhere Blutzuckerspiegel reguliert werden muss. Das Insulin beeinflusst allerdings auch die Signalübertragung im Gehirn, so dass die Teilnehmer mit einer geringeren Insulinkonzentration von einer erhöhten Flexibilität der Nervenbindungen profitierten. Auch die Abnahme der TNF-alpha-Menge sorgt für ein besseres Erinnerungsvermögen. Auf Grundlage wissenschaftlicher Erkenntnisse verbessert sich demnach die Gedächtnisleistung eher, als dass diese innerhalb einer Diät abnehmen würde. Diesen Zustand kann ich zudem, aufgrund meiner Erfahrungen, absolut stützen. Bereits nach wenigen Wochen steigert sich die Konzentration. Jeder der schon einmal eine Diät hinter sich gebracht hat weiß, wie sehr sich der Fokus schärfen kann und wie sehr sich der Zustand nach der Diät, durch Trägheit ändern kann. Diese Erkenntnis soll natürlich niemanden dazu bewegen seine Gedächtnisleistung mit Hungern zu steigern, es sollte lediglich dargestellt werden, dass das Gehirn eher von einer Kalorienreduktion profitiert, als dass man es schädigen würde.

2. Die Makros

2.1 Protein

2.1.1 Was genau ist Protein?

Das für jeden Kraftsportler heilige Protein ist zwar einer der drei Makronährstoffe, dient in erster Linie allerdings als Transport- und Bausubstanz. Als Energieträger kommt das Protein eher sekundär in Betracht. Es ist gerade für Sportler interessant, weil es zur Neubildung von Muskulatur und Gewebe sowie auch zur Enzymbildung genutzt wird. Das Protein setzt sich aus diversen Aminosäuren zusammen, von denen es mehrere Hunderte gibt. Für das Vorhaben eines Athleten sind allerdings nur die proteinogenen Aminosäuren von besonderer Bedeutung, denn diese 21 agieren als Bausteine von Proteinen. Weiterhin sind acht bzw. je nach Zählung neun Aminosäuren essentiell, d. h. diese Aminosäuren müssen von außen, z. B. durch die Nahrung, zugeführt werden. Die nicht-essentiellen Aminosäuren werden vom Körper aus den essentiellen Aminosäuren selbst gebildet.

Proteinogene Aminosäuren:

Nicht-essentiell	*Essentiell*	*Semi-essentiell*
Alanin	1. Isoleucin (BCAA)	Arginin
Asparagin	2. Leucin (BCAA)	Histidin
Asparaginsäure	3. Lysin	
Cystein	4. Methionin	
Glutamin	5. Phenylalanin	
Glutaminsäure	6. Threonin	
Clycin	7. Tryptophan	
Prolin	8. Valin (BCAA)	
Serin		
Tyrosin		

Der menschliche Körper besteht zu ca. 15 % aus Protein. Die Moleküle aus langen Ketten von Aminosäuren nehmen die unterschiedlichsten Aufgaben im Körper wahr. Für den Sportler mit am wichtigsten ist natürlich die Aufgabe des Muskelaufbaus. Es kann allerdings noch viel mehr, denn auch unser Immunsystem wird durch das Protein maßgeblich beeinflusst, wie auch die Wundheilung. Die Gesellschaft für Ernährung empfiehlt (Achtung, Empfehlung für Nicht-Kraftsportler!) allen Menschen, unabhängig jeglicher Faktoren einen Konsum von 0,8 g/kg an Protein, um den Bedarf zum Erhalt der Körperfunktionen zu decken. Zu dem Personenkreis zählt demnach auch eine sehr alte Person, die sich im Alltag nicht mehr so intensiv und viel bewegt, als auch Personen mittleren Alters, wie z. B. Büroangestellte, die sich über den Tag ebenfalls eher mäßig bewegen. Es wird bei der Empfehlung nicht differenziert und demnach gilt die Empfehlung, unabhängig von Beeinflussungsfaktoren, als Durchschnittsempfehlung für alle.

2.1.2 Funktion des Proteins

Wie bereits eingeleitet übernimmt das Protein vielfältige Aufgaben in unserem Körper. Um die Materie nicht ausarten zu lassen werden die gängigen Funktionen nun einmal erwähnt, um die Aufgaben zu verstehen.

Alle unsere Bewegungsabläufe, Wahrnehmungen und Reaktionen basieren auf der Weiterleitung von Nervensignalen, aufgrund der Bildung von Ionenpumpen, durch das Protein. Als Enzyme beschleunigen sie zudem chemische Reaktionen beim Stoffwechsel, transportieren Stoffwechselprodukte und erkennen als Rezeptoren Signalstoffe des Körpers. Wie bereits erwähnt dienen sie als Aufbau von Stoffen für das Immunsystem. Die Muskeln bestehen zu ca. 20 % aus Proteinen, daher liefert das Protein den Baustoff für den Muskelaufbau.

2.1.3 Proteinstoffwechsel

Das Protein wird zunächst durch die Nahrung aufgenommen, gelangt in den Magen und wird durch die Magensäure denaturiert, also strukturell verändert. Durch das Enzym Pepsin wird das Protein gespalten. Das Pepsin gehört zur Enzymgruppe der Peptidasen (Proteasen), welches die Aufgabe hat das Protein in die einzelnen Aminosäuren zu zerlegen. Anschließend werden die Aminosäuren vom Magen in den Darm geleitet. Dort werden die Proteinfragmente im Zwölffingerdarm weiter gespalten. Es entstehen die Bestandteile des Proteins, also die zerlegten Aminosäuren, die in der Anzahl aus den 20 oben erwähnten proteinogenen Aminosäuren bestehen. Aus den Darmzellen gelangen diese Aminosäuren in die Pfortader, um über diese in die Leber zu kommen. Von dort entscheidet sich, ob die Aminosäuren weiter zu den Nieren transportiert werden, um dort abgebaut und ausgeschieden zu werden, oder zum Aufbau für neues Protein genutzt werden.

2.1.4 Einflussfaktoren für die Proteinaufnahme und Menge

Das Alter, Geschlecht, Gewicht, aktuelle Schwangerschaft und die sportliche Aktivität entscheiden über die Höhe der Proteinzufuhr, da diese Faktoren den Proteinstoffwechsel deutlich beeinflussen können. Kurz gesagt ist davon auszugehen, dass die Einflussfaktoren für einen erhöhten Proteinstoffwechsel bei allen Athleten, gerade mit der Zielsetzung von Fettreduktion und Muskelerhalt, bestehen. Eine erhöhte Proteinaufnahme ist daher nicht nur zu empfehlen, sondern zwingend notwendig. Unter Anbetracht gesundheitlicher Risiken bei einer erhöhten Aufnahme von Protein kann beruhigend auf eine gleichzeitige erhöhte Flüssigkeitszufuhr verwiesen werden, da sich gesundheitlich bedenkliche Nebenwirkungen nur bei einer Nierenvorbelastung, wie z. B. bei einer Niereninsuffizienz, ergeben würden. Allerdings ist hierzu auch deutlich zu erwähnen, dass keine Langzeitstudien bestehen, die ein Risiko bei einer dauerhaft erhöhten Proteinzufuhr belegen oder auch ausschließen. Die europäische Behörde für Lebensmittelsicherheit hält die tägliche Aufnahme von 1,6 g Eiweiß pro Kilogramm Körpergewicht allerdings für gesundheitlich unbedenklich. In einer Diät ist es sinnvoll die Proteinzufuhr zu erhöhen, um einen Abbau der Muskulatur bei reduzierter Nahrungszufuhr zu verhindern. In Verbindung einer negativen Kalorienbilanz und gesteigerter körperlicher Aktivität empfiehlt es sich demnach die Proteinzufuhr auf mindestens 2 g Protein je Kilo Körpergewicht zu erhöhen. Um die Nieren von abgesetzten Abbauprodukten zu befreien ist es, wie erwähnt, sinnvoll die Flüssigkeitszufuhr ebenfalls zu erhöhen und vor allem zu gewährleisten, dass die Nieren gespült werden. Unter Beachtung der im nächsten Kapitel definierten biologischen Wertigkeit und einem „vollständigen“ Aminosäure-Profil, ist es immer ratsam seinen Eiweißbedarf aus unterschiedlichen Lebensmittelquellen zu beziehen, also tierische und pflanzliche Proteine zu kombinieren.

2.1.5 Biologische Wertigkeit

Um zu wissen über welche Verteilung ein Nahrungsmittel an essentiellen Aminosäuren verfügt gibt es die Orientierung der biologischen Wertigkeit eines Proteins. Für Vollei wurde der Wert 100 festgelegt, daher ist es möglich, dass Nahrungsmittel mit einem vollständigen Aminosäure-Profil über eine höhere biologische Wertigkeit als 100 verfügen, wie z. B. das Whey-Protein mit dem Wert 104. Jedes Protein was schlechter als Ei-Protein aufgenommen wird hat demnach eine zahlenmäßig niedrigere biologische Wertigkeit als 100 und ist „minderwertiger".

Um einen groben Überblick zu verschaffen, welche Nahrungsmittel über eine recht hohe biologische Wertigkeit verfügen und sich demnach als Nahrungsmittel zur Eiweißversorgung besonders gut eignen, soll die folgende Auflistung Aufschluss geben.

Lebensmittel	Biologische Wertigkeit
Whey Isolat	140 (45 % essentielle Aminosäuren)
Whey / Molkenprotein	104
Ei	100
Kartoffel	96
Thunfisch	92
Kuhmilch	91
Reis	82
Rindfleisch	80
Geflügel	80
Casein	77
Lachs	75
Mais	72
Weizen	59

Lebensmittelkombinationen	Biologische Wertigkeit
Vollei + Kartoffeln	136
Milch + Weizen	125
Vollei + Soja	124
Vollei + Milch	119

Aus den Tabellen ist zu erkennen, dass sich die biologische Wertigkeit durch die Kombination von Lebensmitteln bei der Aufnahme deutlich steigert. Der Grund dafür ist, dass sich die Aminosäuren der Lebensmittel ergänzen und Defizite der einzelnen Lebensmittel und der enthaltenen Aminosäuren ausgeglichen werden.

Werden die Aminosäuren durch die Nahrung aufgenommen landen diese zunächst in unserem Aminosäure-Pool, wo die weitere Verwendung entschieden wird, wenn diese zuvor nicht in der Leber weiterverarbeitet wurden. Gelangt die Aminosäure in den Körper-Pool kommt es entweder zur Abspaltung der Aminogruppe und somit zur Herstellung neuer Aminosäuren (Herstellung nicht essentieller Aminosäuren), zu einem Teilverbleib in der Zelle und Abbau in der Leber zu Harnstoff mit der Transportfunktion für den Abbau von Stickstoff oder zur Bildung von Aminen für die Grundlage von Gewebehormonen, als auch Enzymen.

2.1.6 BCAA & EAA - Essentielle Aminosäuren als Nahrungsergänzungsmittel

Heruntergebrochen auf die vorrangige Verwendung von Aminosäuren für den Muskelaufbau und Verhinderung des Muskelabbaus sind 22 Aminosäuren relevant, wobei 14 dieser Aminosäuren vom Körper selbst hergestellt werden können. Bei acht der Aminosäuren handelt es sich um essentielle Aminosäuren, die von außen zugeführt werden müssen. Folgend soll erläutert werden, welche Rolle die zusätzliche Einnahme von BCAAs oder EAAs mittels Nahrungsergänzungsmitteln spielt und warum die isolierte Gabe von BCAAs eher obsolet ist. Nochmal zur Erinnerung handelt es sich bei den essentiellen Aminosäuren um (Tabelle: "Proteinogene Aminosäuren") Isoleucin, Leucin, Lysin, Methionin, Phenylalanin, Threonin, Tryptophan und Valin.

2.1.7 Was genau sind die EAAs?

EAA ist die Kurzform für „essential amino acids“ und lediglich die englische Bezeichnung für essentielle Aminosäuren. Damit sind genau die acht essentiellen Aminosäuren gemeint, die der Körper nicht eigenständig herstellt und durch die Nahrung zugeführt werden müssen.

2.1.8 Was sind dann die BCAAs?

BCAA ist die Kurzform für „Branched Chain Amino Acids“ und die englische Bezeichnung für verzweigte Aminosäuren, also Isoleucin, Leucin und Valin. (Tabelle: „Proteinogene Aminosäuren“). Diese Proteinbausteine sind gerade für die Vorhaben innerhalb einer Diät unabdingbar, denn sie können als Energielieferant dienen, wenn durch erhöhte körperliche Belastung die Glykogenspeicher geleert und aufgebraucht sind. Somit lässt sich auch innerhalb einer Fastenphase ein kataboler Prozess eindämmen. Um die Daseinsberechtigung der verzweigten Aminosäuren zu erläutern, ist die Wirkung des Leucins zu nennen. Neben der Energiebereitstellung wird dem Leucin ebenfalls eine Auslösung von Insulinausschüttung nachgesagt. Demnach werden durch die erhöhte Einnahme von Leucin antikatabole, als auch anabole Prozesse im Körper ausgelöst.

In einer katabolen Phase befindet man sich z. B. auch innerhalb der Diät und gerade bei der Umsetzung vom Intermittent Fasting. Hierbei sind zwei Prozesse zu nennen. Zum einen die Gluconeogenese, also die Erzeugung von Glucose, wofür der Körper die Aminosäuren Alanin und Glutamin benötigt. Werden die Aminosäuren nicht von außen zugeführt, wird die Energie aus dem Muskel gezogen und es kommt zum Abbau von Muskelgewebe. Zum anderen der Prozess der Ketogenese, also die Herstellung von Ketonkörpern, die als Energie dienen, wenn keine Glucose vorhanden ist. Zur Prozessdurchführung benötigt der Körper Leucin und Lysin. Sind die essentiellen Aminosäuren nicht vorhanden wird sich auch hier der Energie des Muskels bedient und es kommt wieder zum Abbau. Es wird also verständlich, dass die Gabe von Leucin die Ketogenese ermöglicht und auf der anderen Seite so viel Energie bereitstellt, dass keine Gluconeogenese ausgelöst wird. Zudem können bei der Einnahme aller verzweigten Aminosäuren Isoleucin und Valin vom Körper in Alanin und Glutamin umgewandelt werden, die für den Prozess der Gluconeogenese benötigt werden. Kurz gesagt verhindern die verzweigten Aminosäuren den Abbau von Muskelgewebe innerhalb kataboler Phasen. Anabole Prozesse beziehen sich auf die erhöhte Insulinausschüttung nach der Einnahme von Leucin, als auch die Steigerung der Proteinsynthese.

2.1.9 Wann ist der Einsatz von BCAAs sinnvoll & warum sind sie (dennoch) der Tropfen auf dem heißen Stein?

Die Einnahme von BCAAs hat definitiv ihre Berechtigung. Die Frage ist allerdings, ob eine isolierte Einnahme von BCAAs, in beispielhafter Form von Pulver, wirklich Sinn ergibt und warum nicht direkt auf die vollständige Variante der EAAs zurückgegriffen wird. Dazu soll folgende Gegenüberstellung von der gängigen Portionsgröße eines Whey-Protein Shakes und der gängigen Portionsgröße von BCAA-Pulver Aufschluss geben.

Whey-Protein-Shake mit 30 g Pulver in Wasser	***BCAA-Pulver 14 g in Wasser***	***EAA-Pulver 14 g in Wasser***
Anteil essentielle Aminosäuren: Isoleucin 1,77 g Leucin 3,33 g Lysin 2,94 g Methionin 0,66 g Phenylalanin 0,99 g Threonin 1,74 g Tryptophan 0,57 g Valin 1,62 g 120 kcal 2 g Carbs / 24 g Protein / 1,9 g Fat	*Anteil essentielle Aminosäuren:* Isoleucin 2,5 g Leucin 5 g Valin 2,5 g 49 kcal 0 g Carbs / 10 g Protein / 0 g Fat	*Anteil essentielle Aminosäuren:* Isoleucin 1,1 g Leucin 3,5 g Lysin 2,3 g Methionin 0,4 g Phenylalanin 0,3 g Threonin 1,1 g Tryptophan 0,3 g Valin 1,1 g 48 kcal 0,5 g Carbs / 10 g Protein / 0,28 g Fat

Die Tabelle zeigt, dass Whey-Protein ein vollständiges essentielles Aminosäuren-Profil aufweist (zusätzlich verfügt es über nicht-essentielle Aminosäuren, die in der Tabelle nicht aufgeführt sind) und demnach vollwertiger ist, als die isolierte Gabe von EAA- oder BCAA-Pulver. Konsumiert man also Whey-Protein oder Nahrungsmittel mit einem vollständigen Aminosäuren-Profil, so ist es für den Athleten nicht mehr nötig zusätzlich isolierte BCAAs oder EAAs zu konsumieren, denn der Aminosäure-Pool des Körpers ist gefüllt. Eine zusätzliche Einnahme isolierter Aminosäuren wäre quasi „der Tropfen auf dem heißen Stein" und kann demnach als überflüssig angesehen werden. Der Einsatz isolierter Aminosäuren ist allerdings in Diäten und Fastenphasen sinnvoll und hat seine Berechtigung, da die angesprochenen Prozesse des Katabolismus eingeschränkt werden können. Zudem ist der isolierte Einsatz kalorienärmer, als auf Mahlzeiten zurückzugreifen und die Proteinsynthese kann gezielt gesteuert werden, wie z. B. nach dem Training vor dem Post-Workout-Meal. Sollten in Fasten- und Diätphasen isolierte Aminosäuren konsumiert werden, so eignet sich die vollständigere Pulver-Variante der EAAs statt der BCAAs. Eine zusätzliche Einnahme von verzweigten Aminosäuren außerhalb von Diäten ist offensichtlich überflüssig, solange der Athlet sich nicht in einer Mangelernährung befindet. Aber auch der Einsatz isolierter verzweigter Aminosäuren in der Diät kann eher als obsolet betrachtet werden, da heute auf die vollständige Variante der EAAs zurückgegriffen werden kann. Isolierte verzweigte Aminosäuren haben zudem ein absolut überzogenes Preisleistungsverhältnis, wenn man es dem mittlerweile kostengünstigen Whey-Protein oder Nahrungsmitteln mit vollständigem Aminosäuren-Profil gegenüberstellt. Der Preis von EAA-Produkten ist zwar ebenfalls recht hoch, diese leisten allerdings einen größeren Mehrwert für Athleten, die in der Diät „on point" arbeiten möchten und längere Fastenphasen überbrücken wollen.

Neuere Studien aus dem Jahr 2019 verweisen auf eine sechsmal höhere Muskelproteinsynthese durch die Einnahme eines Proteins mit vollständiger Aminosäurenabdeckung, als wenn die Einnahme der gleichen Menge isolierter BCAAs erfolgt. Die Ergebnisse der Studien werden von der Internationalen Gesellschaft für Sporternährung gestützt und es wird von der isolierten Einnahme verzweigter Aminosäuren zur Steigerung der Muskelproteinsynthese, aufgrund eines zu geringen Nutzens, abgeraten. Die Verwendung freier Aminosäuren zur Reduktion des Muskelproteinabbaus sollte demnach auf der Kombination und Einnahme aller acht essentiellen Aminosäuren basieren, um den Effekt maximal zu steigern.

2.1.10 Welche Nahrungsmittel eignen sich zur Aufnahme der essentiellen Aminosäuren neben dem Proteinpulver besonders gut?

Die Frage soll mit der folgenden Tabelle beantwortet werden und einen kleinen Überblick darüber verschaffen, in welchem Umfang die essentiellen Aminosäuren in Nahrungsmitteln enthalten sind:

Magerquark (100 g) *Anteil essentielle Aminosäuren:* Isoleucin 0,55 g Leucin 1,04 g Lysin 0,9 g Methionin 0,25 g Phenylalanin 0,54 g Threonin 0,46 g Tryptophan 0,14 g Valin 0,70 g 72 kcal 4,2 g Carbs / 11 g Protein / 0,2 g Fat	**Hähnchenbrust** (100 g) *Anteil essentielle Aminosäuren:* Isoleucin 0,68 g Leucin 1,64 g Lysin 2 g Methionin 0,62 g Phenylalanin 0,76 g Threonin 0,86 g Tryptophan 0,25 g Valin 0,76 g 114 kcal 0,1 Carbs / 23 g Protein / 1 g Fat
Thunfisch Dose (100 g) *Anteil essentielle Aminosäuren:* Isoleucin 0,86 g Leucin 1,51 g Lysin 2,2 g	**Ei** (100 g) *Anteil essentielle Aminosäuren:* Isoleucin 0,67 g Leucin 1,09 g Lysin 0,9 g

Methionin 0,55 g Phenylalanin 0,73 g Threonin 0,82 g Tryptophan 0,21 g Valin 0,96 g 107 kcal 0,6 Carbs / 25 g Protein / 0,5 Fat	Methionin 0,38 g Phenylalanin 0,68 g Threonin 0,56 g Tryptophan 0,17 g Valin 0,86 g 143 kcal 0,72 Carbs / 12,5 g Protein / 9,5 Fat
Körniger Frischkäse (100 g) *Anteil essentielle Aminosäuren:* Isoleucin 0,59 g Leucin 1,12 g Lysin 0,9 g Methionin 0,27 g Phenylalanin 0,58 g Threonin 0,50 g Tryptophan 0,15 g Valin 0,75 g 98 kcal 3 g Carbs / 11 g Protein / 4 g Fat	**Sauermilchkäse / Harzer** (100 g) *Anteil essentielle Aminosäuren:* Isoleucin 1,4 g Leucin 2,6 g Lysin 2,5 g Methionin 0,45 g Phenylalanin 1,4 g Threonin 1,2 g Tryptophan 0,2 g Valin 1,8 g 130 kcal 0 g Carbs / 30 g Protein / 0,7 g Fat

Ich persönlich nutze ausschließlich isolierte Aminosäuren in Form der acht essentiellen Aminosäuren, als Intra- bzw. Post-Workout, um den Abbau von Muskelprotein innerhalb der Fastenphase zu reduzieren, als auch die Proteinsynthese nach dem Training zu aktivieren und zu steigern, bevor ich das Post-Workout-Meal einnehme. Aufgrund der aktuellen Datenlage würde ich, aufgrund des zu geringen Nutzeneffektes, keine isolierten verzweigten Aminosäuren mehr konsumieren, sondern immer ein vollwertiges Protein oder die EAAs einnehmen, um katabole Prozesse zu minimieren. Zur allgemeinen Erhöhung oder Ergänzung von Aminosäuren, als auch außerhalb von Diät- und Fastenphasen, halte ich die isolierte Einnahme für überflüssig, wenn die Ernährung sowieso proteingerecht gestaltet ist. In diesen Fällen ist der Aminosäure-Pool des Körpers ausreichend gefüllt und verfügt bei dem täglichen Konsum unterschiedlicher Proteinquellen über ausreichend proteinogene Aminosäuren für alle Prozesse. Eine zusätzliche Einnahme leistet in diesem Fall keinen bedeutenden bis gar keinen Mehrwert.

Schlussendlich sollte der Kostenfaktor die Entscheidung maßgeblich beeinflussen, wenn man die Preise der gängigen Produkteinheiten betrachtet. Gerade mit den BCAA-Produkten in Kapsel- und Pulverform hat sich die Nahrungsergänzungsmittelindustrie eine goldene Nase verdient. Unter Beurteilung dieses Kapitels hätten die meisten Verwender bei gleichem Nutzeneffekt das Geld wahrscheinlich auch verbrennen können. Am Ende sollte jeder Athlet für sich selber entscheiden, auf welchem Level er den Sport betreibt und welches Ziel er erreichen möchte, um mit den freien Aminosäuren die Nuancen zu verfeinern. Freie Aminosäuren haben einen Nutzeneffekt, wenn man an allen Stellschrauben drehen möchte. Eine Einnahme würde ich jedem Athleten empfehlen, der bereit ist den doch recht hohen Preis für die Produkte zu bezahlen und jeden Optimierungsprozess innerhalb seines Vorhabens nutzen möchte. Gerade „Verfeinerungen" wie die Anwendung isolierter Aminosäuren machen allerdings auch nur Sinn, wenn das gesamte Ganze auch stimmt und diszipliniert umgesetzt wird, also Einhaltung der geplanten Kalorienbilanz, Ernährung, Training etc., um die gezielten Effekte zu nutzen. Die Einnahme erfolgt zwar individuell, mit rund 15 bis 20 g EAAs, als Portion, ist man jedoch ausreichend versorgt. Ich nehme die Portion in der Regel zum Ende des Krafttrainings ein.

2.1.11 Proteinpulver und das unverzichtbare „Whey-Protein"

Mittlerweile wird Proteinpulver nicht nur noch vom Studiogänger oder Bodybuilder konsumiert, sondern querbeet vom Hobbysportler bis zum Konsumenten, der auf eine gesundheitsbewusste Ernährung achtet oder einfach nur seine Ernährung mit Eiweiß ergänzen möchte. Warum gerade das Whey-Protein die cleverste Erfindung im Bereich der Nahrungsergänzung war und heute nicht mehr wegzudenken ist, soll nun in den folgenden Zeilen erklärt werden.

2.1.12 Was genau ist Whey-Protein?

Ins Deutsche übersetzt handelt es sich bei dem Begriff „Whey“ lediglich um Molke, also um ein Milcherzeugnis. Sobald Milch gerinnt entstehen eine flüssige und eine feste Substanz. Die feste Substanz wird zu Käse- oder Quarkprodukten verarbeitet. Die flüssige Substanz ist die Molke. Genauer gesagt handelt es sich um die Sauermolke, die bei der Zersetzung der Milch entsteht. Die Sauermolke ist die Basis für das Whey-Proteinpulver, welches in einem Filtrationsverfahren konzentriert und via Sprühtrocknung zu Pulver hergestellt wird. Wie bereits in vorherigen Kapiteln dargestellt hat das Whey-Protein die höchste biologische Wertigkeit und verfügt für den Kraftsportler über ein ansehbares Aminosäuren-Profil von essentiellen und verzweigtkettigen Aminosäuren, welche der Körper optimal und schnell aufnehmen, als auch verwerten kann. Es zählt deshalb nicht umsonst zu den begehrtesten Nahrungsergänzungsmitteln auf der Welt und hat seine Berechtigung am Markt sowie in der Anwendung. Das Whey-Protein liefert jedem Anwender eine schnelle, einfache und günstige Möglichkeit einer hochwertigen Proteinversorgung ohne Zubereitungsaufwand. Das Pulver besteht quasi ausschließlich aus Eiweiß, daher eignet es sich auch in kalorienreduzierten Diäten, da auf Eiweiß in keiner Diät verzichtet wird und es kalorienarm ist, weil keine anderen Makronährstoffe in höheren Mengen enthalten sind.

2.1.13 Welche Arten von Whey-Protein gibt es?

Ein Whey-Protein ist nicht gleich ein Whey-Protein, denn die Arten unterscheiden sich in Bezug auf das Filtrationsverfahren, was dazu führt, dass sich der prozentuale Proteingehalt des Produktes und die Bioverfügbarkeit verändern. Unterschieden werden die Formen des Whey-Proteins in:

- Konzentrat
- Isolat
- Hydrolysat.

Das Whey-Protein Konzentrat verfügt über ca. 80 % Proteingehalt und stellt das „Standardprodukt“ am Markt dar. Es ist die kostengünstigste Variante und reicht für eine Eiweißergänzung, als auch alle anderen Vorhaben absolut aus. Das Konzentrat ist ein Nahrungsergänzungsmittel, welches jedem Sportler empfohlen werden kann. Es ist die einfachste Methode, seine Ernährung mit einer hochwertigen Eiweißquelle zu ergänzen.

Das Isolat hat einen Proteingehalt von ca. 90 % und demnach auch einen geringeren Anteil an Fett, Laktose und Kohlenhydraten. Die Molke wird in einem speziellen Mikrofiltrationsverfahren zum Isolat konserviert, um den Reinheitsgrad des Eiweißes noch einmal gegenüber dem Konzentrat zu erhöhen, daher ist das Endprodukt auch entsprechend teurer. Das Konzentrat wird zwar auch gefiltert, der Unterschied zum Isolat besteht allerdings in einem Ionenaustausch-Verfahren. Einfach erklärt kommt es dabei zu einer Veränderung der Proteine in der Molke. Die Proteine mit einer hohen Ladung und entsprechend großem Ionenradius verdrängen in diesem Verfahren die „Kleineren". Die Anwendung macht für Athleten im Bereich einer strengen Diät Sinn, in der die Kalorien deutlich reduziert sind und auf Fette oder Kohlenhydrate verzichtet wird. Im Bereich einer einfachen Nahrungsergänzung reicht das Konzentrat aus. Außerdem ist das Isolat laktosefrei, was für den einen oder anderen Konsumenten ein entscheidender Vorteil zum Konzentrat sein könnte.

Die hochwertigste Variante ist das Hydrolysat, in der das Isolat und Konzentrat weiterverarbeitet werden, durch eine Aufspaltung der vorhandenen Eiweißketten. Das Endprodukt ist relativ kostspielig, daher lohnt sich der Kauf nur für Athleten, die ihr Handwerk verstehen und auf den entsprechenden Anwendungsbereich übertragen. Hierzu wird auf die vorherigen Kapitel und den Einsatz von essentiellen Aminosäuren verwiesen, denn gerade das Hydrolysat verfügt über nahezu perfekte Anteile und Verteilungen der essentiellen Aminosäuren. Der Hauptvorteil liegt allerdings darin, dass das Protein durch ein aufwendig durchgeführtes Verfahren im Anschluss in Peptiden vorliegt. Die Aufnahme soll daher noch schneller und einfacher erfolgen, da der Körper weniger Verdauungsarbeit leisten muss und die Aminosäuren so schneller in der Blutbahn verfügbar sind. Die Aufnahme des Isolats ist allerdings schon optimiert, was den noch höheren Preis des Hydrolysats meiner Ansicht nach nicht rechtfertigt, denn der Kilopreis erhöht sich in der Regel auf ca. weitere fünf Euro. Was den Geschmack angeht werden die Produkte wirklich immer besser, dennoch ist das Konzentrat in Punkto Geschmack dem Isolat und Hydrolysat deutlich überlegen. Nach der Zubereitung ähnelt das Hydrolysat eher einem Aminosäuren-Drink oder klaren Saft. Es ist im Gegensatz zu den beiden anderen Varianten durchsichtig und geschmacklich ist es mit einem herkömmlichen Protein-Shake nicht mehr vergleichbar, daher eignet sich das Hydrolysat auch zum Konsum innerhalb der Trainingseinheit, wenn man auf einen dickflüssigen Shake verzichten möchte.

Gerade im Kraftsport und im Bereich sämtlicher Diäten ist das Whey-Protein-Pulver aus gutem Grund nicht mehr wegzudenken. Ich denke es ist das Supplement Nummer Eins, welches nicht fehlen sollte, da die Vorteile überwiegen. Es ist eines der wenigen Supplemente, das wirklich jedem Sportler guten Gewissens und sinnvoll empfohlen werden kann. Beim Kauf sollte darauf geachtet werden, welche Inhaltsstoffe enthalten sind und über welche Nährwerte das Whey verfügt. Beim Konzentrat ist ein Preis von rund 20 Euro je Kilogramm realistisch. Deutlich mehr oder weniger sollte nicht bezahlt werden, da ansonsten maximal für einen Namen, nicht aber für mehr oder weniger Qualität gezahlt wird. Der Einsatz kann zur täglichen und einfachen Eiweißaufwertung erfolgen, jedoch eignet sich ein so schnell und gut verfügbares Eiweiß natürlich optimalerweise für einen Post-Workout-Shake. Egal für was das Whey-Protein verwendet wird, es ist eine Möglichkeit seine Ernährung, auch in der Diät, vielfältig zu gestalten, denn der Markt bietet mittlerweile kaum noch eine nicht vorhandene Geschmacksrichtung an.

Um die Whey-Arten auf einen Blick zu vergleichen sollen die Tabellen einen Überblick verschaffen. Es werden alle 20 kanonischen Aminosäuren, also essentielle, nicht-essentielle und semi-essentielle Aminosäuren, miteinander verglichen. Bei den dick und kursiv gedruckten handelt es sich um die essentiellen Aminosäuren. Bei den Angaben handelt es sich um Durchschnittsangaben, die je nach Produkt variieren, daher sind die Inhaltsstoffe bei jedem Produkt individuell zu überprüfen und die hier angegebenen Angaben dienen lediglich dem Überblick.

Konzentrat (100 g)	**Isolat (100 g)**	**Hydrolysat (100 g)**
Nährwerte:	Nährwerte:	Nährwerte:
374 kcal	377 kcal	388 kcal
5,3 g Kohlenhydrate	3 g Kohlenhydrate	0,9 g Kohlenhydrate
78 g Eiweiß	90 g Eiweiß	95 g Eiweiß
4,5 g Fett	1,7 g Fett	0,5 g Fett
4,8 g L-Alanin	4,71 g L-Alanin	2,1 g L-Alanin
2,0 g L-Arginin	2,36 g L-Arginin	1,0 g L-Arginin
11,3 g L-Asparaginsäure	10,68 g L-Asparaginsäure	5,0 g L-Asparaginsäure
2,3 g L-Cystein	1,91 g L-Cystein	1,0 g L-Cystein
18,3 g L-Glutaminsäure	17,85 g L-Glutaminsäure	36,9 g L-Glutaminsäure
1,5 g L-Glycin	1,73 g L-Glycin	0,7 g L-Glycin
1,6 g L-Histidin	1,90 g L-Histidin	0,9 g L-Histidin
6,5 g L-Isoleucin	6,24 g ***L-Isoleucin***	***13 g L-Isoleucin***
10,9 g L-Leucin	10,76 g ***L-Leucin***	***17,6 g L-Leucin***
9,2 g L-Lysin	9,13 g ***L-Lysin***	***4,3 g L-Lysin***
2,0 g L-Methionin	1,87 g ***L-Methionin***	***0,8 g L-Methionin***
L-Phenylalanin	3,23 g ***L-Phenylalanin***	***1,0 g L-Phenylalanin***
5,3 g L-Prolin	6,74 g L-Prolin	2,9 g L-Prolin
4,5 g L-Serin	4,48 g L-Serin	2,5 g L-Serin
6,9 g L-Threonin	*6,44 g* ***L-Threonin***	***3,3 g L-Threonin***
1,5 g L-Tryptophan	1,88 g ***L-Tryptophan***	***0,4 g L-Tryptophan***
2,3 g L-Tyrosin	2,77 g L-Tyrosin	0,9 g L-Tyrosin
5,9 g L-Valin	5,32 g ***L-Valin***	***9,3 g L-Valin***

Die Übersicht zeigt noch einmal, dass sich der Proteingehalt vom Konzentrat bis zum Hydrolysat steigert und sich die Fette/Kohlenhydrate minimieren. Je nach Hersteller variieren die Inhaltsangaben, sodass diese Werte in der Tabelle nur der exemplarischen Übersicht dienen. Je nach Einsatzgebiet des Proteinpulvers können die jeweiligen Vorteile genutzt werden. Zusammengefasst lässt sich allerdings festhalten, dass bereits das Konzentrat eine gute, preiswerte und schnell verfügbare Möglichkeit ist auf eine fast isolierte Eiweißquelle mit einem vollständigen Profil essentieller Aminosäuren zurückzugreifen. Wer auf alle Feinheiten wert legt, kann das nötige Kleingeld investieren und die zwei optimierten Whey-Varianten für seine Anliegen nutzen. Für eine reine Eiweißergänzung innerhalb der Ernährung reicht das Konzentrat bei weitem aus. Ich nutze die EAAs innerhalb der Diät pre-, als auch intra-workout. Zum Ende des Trainings nehme ich das Hydrolysat oder EAAs als Shake mit Wasser ein. Das Whey-Konzentrat nutze ich in meiner Ernährung überwiegend zum Backen oder auch als Ergänzung z. B. im Porridge oder Magerquark. Zum Ende des Buches gibt's noch einige Rezepte mit auf den Weg, die zeigen wie man u. a. das Whey-Konzentrat einsetzen kann.

2.2 Das Fett

2.2.1 Was ist Fett und welche Unterscheidungen gibt es?

Bei den Fetten wird zwischen gesättigten und ungesättigten Fettsäuren (mehrfache und einfach ungesättigte Fettsäuren) unterschieden. Bei dem Begriff der Fettsäure spricht man im Fachjargon von der Gruppenbezeichnung für aliphatische Monocarbonsäure mit unverzweigten Kohlenstoffketten, also der Verbindung aus den Estern langkettiger Carbonsäure mit Glycerin. Eine weitere Unterscheidung ist die Länge der jeweiligen Fettsäure, also ob es sich um eine lang-, mittel- oder kurzkettige Fettsäure handelt. Der Grund dafür ist die Länge der Kohlenstoffkette, denn bei der Verstoffwechselung von Fetten werden die Kohlenstoffatome stückweise getrennt. Die langkettigen Fettsäuren liefern daher die größte Energie, da die Energiegewinnung häufiger vollzogen wird. Bei der Kette von Kohlenstoffatomen einer Fettsäure handelt es sich um die C-Atome. Die natürlichen Fettsäuren bestehen mindestens aus vier C-Atomen, wobei die ungesättigten Fettsäuren eine Doppelbindung aufweisen.

Kurzkettige Fettsäuren	*Mittelkettige Fettsäuren*	*Langkettige Fettsäuren*
Bis zu 10 C-Atome	10 bis 14 C-Atome	Mehr als 14 C-Atome

Den Begriff „essentiell“ kennen wir bereits von den Aminosäuren und auch bei den essentiellen Fettsäuren handelt es sich um die für den Organismus benötigten Fettsäuren, die der Körper nicht selbst herstellen kann. Zu den zwei essentiellen Fettsäuren zählen die (mehrfach) ungesättigten Fettsäuren, die Linol- und Linolensäure.

In der chemischen Betrachtung besteht die gesättigte Fettsäure aus einer Carbonsäuregruppe mit einer Reihe von Kohlenstoffatomen mit vier Elektronen auf der Außenschale und jeweils einem Kohlenstoffatom pro Seite sowie jeweils einem Wasserstoffatom, wobei alle Elektronen der Außenschale verbunden sind, also auch im übertragenen Sinn „gesättigt“. Bei den ungesättigten Fettsäuren hingegen sind die Kohlenstoffatome nur an ein Wasserstoffatom gebunden, da sie über eine bereits erwähnte Doppelbindung verfügen, von der bis zu vier vorhanden sein können, wie z. B. bei den mehrfach ungesättigten Fettsäuren. Je nach Lage der ersten Doppelbindung unterscheiden sich die Omega-3-, Omega-6- und Omega-9-Fettsäuren.

FETTE				
Gesättigte Fettsäuren (nicht-essentiell)	Ungesättigte Fettsäuren (essentiell)			
	Einfach ungesättigte Fette	Mehrfach ungesättigte Fette		
	Omega-1	*Omega-9*	*Omega-6 Linolsäure*	*Omega-3 α-Linolen-säure (EPA / DHA)*

Für die Ernährung und Diätvorhaben von bedeutenden Vertretern sind die essentiellen Fettsäuren, um noch genauer zu sein, die Omega-3- Fettsäure oder auch Linolensäure. Diese wird idealerweise durch beispielhaft fettigen Fisch (Lachs) oder ersatzweise durch Nahrungsergänzungsmittel zugeführt. Auf eine ausreichende Zufuhr von Omega-3 sollte in erster Linie geachtet werden, um ein ausgewogenes Verhältnis zum Omega-6 herzustellen. Gerade Omega-6 wird in erhöhter Menge durch die Ernährung aufgenommen. Die Omega-6-Fettsäuren werden vom Körper für Entzündungsprozesse verwendet. Die Omega-3-Fettsäuren liefern quasi das Pendant und wirken entzündungshemmend. Ein Gleichgewicht der Omegas verhindert demnach eine Ansammlung von Entzündungsprozessen im Körper.

2.2.2 Fetteinnahmemenge

Die Einnahme der essentiellen Fettsäure Omega-3- sollte im Bereich von drei bis fünf Gramm liegen. Wer auf ein Nahrungsergänzungsmittel zurückgreift, sollte bei den Omega-3-Produkten auf den jeweilig enthaltenen Anteil von EPA (Eicosapentaensäure) und DHA (Docosahexaensäure) achten. Wiegt eine Kapsel also ein Gramm und hat einen Anteil von 75 % EPA/DHA, so werden täglich sieben Kapseln (7 Kapseln = 5,25 g EPH/DHA) benötigt. Auf die Supplementierung kann natürlich verzichtet werden, wenn regelmäßig fettiger Fisch konsumiert wird. In strengen Diätphasen kann sich der Bedarf an essentiellen Fettsäuren etwas erhöhen, um Entzündungen vorzubeugen.

Beim Konsum von Fett gibt es für den Diätbereich Unter- und Obergrenzen. Die absolute Fettuntergrenze sollte bei täglichen 30 g Fett liegen und nicht unterschritten werden, da Fett ein essentieller Nährstoff ist, der maßgeblich die Hormonproduktion beeinflussen kann. Zudem kann eine zu geringe Fettmenge dazu führen, dass Vitamine nicht mehr vollständig absorbiert werden, da Fett gerade für die fettlöslichen Vitamine ein Transportmittel darstellt.

Grundsätzlich kann ein täglicher Fettkonsum von rund 1 Gramm je Kilogramm Körpergewicht mit gutem Gewissen empfohlen werden. Die Obergrenze von 1,2 Gramm Fett je Kilogramm Körpergewicht sollte nicht überschritten werden, um eine Einlagerung in die Depots nicht zu begünstigen. Für einen 80 kg schweren Athleten würden die Empfehlungen Folgendes bedeuten:

absolute Untergrenze	*dauerhafte Einnahme*	*absolute Obergrenze*
30 g Fett	80 g Fett	96 g Fett

Die Fettobergrenze kann im Falle einer Low-Carb-Diät natürlich überschritten werden, da in diesem Fall die Kohlenhydrate reduziert werden und man die Energiequellen austauscht. Bei Athleten mit einem geringen Körperfettanteil und hohen Leistungsumsatz sollte allerdings nicht auf die Einnahme von Kohlenhydraten verzichtet werden. In diesem Fall wird eher die Low-Fat-Variante präferiert. Innerhalb der Diät kann sinnvoller mit einem Carb-Cycling oder auch mit Low- und High-Days gearbeitet werden. Auf das Carb-Cycling wird in einem separaten Kapitel noch eingegangen. Low- und High-Days haben ein ähnliches Prinzip, wobei man die Kohlenhydrate an einigen Tagen reduziert und an anderen Tagen erhöht. Die Menschen mit einem hohen Körperfettanteil und zusätzlichen Problemen bei der Verstoffwechselung von Kohlenhydraten können von der Methode reduzierter Kohlenhydrate und erhöhten Fetten profitieren.

2.2.3 Aufgaben und Bedeutung

In erster Linie ist das Fett aus ernährungstechnischer Sicht eine Energiequelle und für den Körper ein Energiespeicher. Neben den Makronährstoffen Eiweiß und Kohlenhydraten ist Fett die Energiequelle mit der größten Kaloriendichte von 9 kcal je Gramm (Eiweiß 4,1 kcal je Gramm/Kohlenhydrate 4,1 kcal je Gramm). Gerade im Zuge einer Diät ist es von besonderem Interesse, dass der Körper evolutionsbedingt das Fett in einem Kalorienüberschuss in diverse Depots einlagert. Diese Speicher befinden sich im Unterhautfettgewebe (subkutanes Fettgewebe) und zu großen Teilen an den Stellen, wo das Fett reduziert werden soll, um die dort liegende Muskulatur sichtbar werden zu lassen, wie z. B. am Bauch oder dem Beinbereich. Das Unterhautfettgewebe hat die Funktion einer Wärmeisolation, als auch Energiespeicher. Gerade Männer sind von dem hartnäckigen Bauchfett betroffen, was damit zusammenhängt, dass gerade Testosteron diese Art der Fettverteilung begünstigt. Das Östrogen sorgt eher für Ansammlungen im Hüftbereich. Neben dem sichtbaren Unterhautfettgewebe gibt es allerdings noch das Viszeralfett, welches die Organe umgibt und deutlich stoffwechselaktiver ist.

Aufgenommene Fettsäuren übernehmen im Organismus diverse nützliche Funktionen. Sie sind am Aufbau der Zellmembranen beteiligt, übernehmen, wie bereits erwähnt, nach einer Depoteinlagerung eine Isolierfunktion sowie mechanischen Schutz und bieten dem Körper eine konzentrierte Energiequelle. Gerade für den Athleten von besonderer Bedeutung ist allerdings die Funktion des Vitamintransportes und der Aufbau von Hormonen, wie auch den Geschlechtshormonen. Für eine ausreichende Versorgung der fettlöslichen Vitamine (A, D, E, K) benötigt der Körper die durch die Nahrung zugeführten Fette als Träger, daher sollte die Fettuntergrenze nicht unterschritten werden. Zudem ist die den Fetten übergeordnete Stoffklasse der Lipide, die eine Anzahl an Hormonen umfasst, allgemein nicht wasserlöslich und benötigt Fettlösungsmittel. Gerade der Mangel an essentiellen Fettsäuren würde demnach den Transport der Lipide, den Aufbau von Membranen, wie z. B. den Mitochondrien, und die Bildung von Gewebshormonen (Prostaglandine) stören oder sogar verhindern. Eine Folge von Fettmangel kann zudem zu Hautkrankheiten, Fortpflanzungsstörungen, Organveränderung und Störungen im Wasserhaushalt führen. Eine langfristige Fettuntergrenze oder Unterschreitung sollte gerade von Sportlern gemieden werden, um den Transport von Vitaminen zu gewährleisten und den Hormonhaushalt nicht zu stören, wie z. B. das benötigte Testosteron zu drosseln.

2.2.4 Gesundheitsauswirkungen

Für unsere Gesundheit ist entscheidend, welche der Fettsäuren eingenommen werden. Die Deutsche Gesellschaft für Ernährung verweist z. B. nach Auswertung von Studien auf ein geringeres Risiko für koronare Herzkrankheiten bei erhöhtem Konsum mehrfach ungesättigter Fettsäuren und gleichzeitig niedrigem Anteil gesättigter Fettsäuren in der Ernährung. Eine Option für den Konsum von derartigen Fetten im angepassten Verhältnis sind unter anderem Pflanzenfette. Der Konsum von gesättigten Fettsäuren wirkt sich eher ungünstig auf den Cholesterinspiegel aus, da der HDL-Cholesterol-Spiegel sinkt und der LDL-Cholesterol-Lipoprotein(a)-Spiegel steigt. Die Folge ist ein negativer Einfluss auf die endotheliale Funktion der Gefäßweitenregulation oder auch die Thrombozytenaggregationshemmung (negative Effekte auf die Blutgerinnung). Der Blutdruck kann durch die Einnahme von einfach ungesättigten Fettsäuren positiv beeinflusst werden.

2.2.5 Geeignete Lebensmittel

Die nun aufgeführte Tabelle soll dem Leser einen Überblick über sinnvolle Fettquellen geben und die Verteilung der Fettarten vergleichend darstellen.

	Kalorien auf 100 g	Gesamt-fett	Gesättigte Fettsäuren	Mehrfach ungesättigte Fettsäuren	Einfach ungesättigte Fettsäuren
Lachs	184	12,2 g	3,1 g	4,2 g	4,8 g
Eier	137	9,3 g	2,7 g	1,5 g	3,7 g
Avocado	138	12,5 g	2,5 g	1,5 g	7,5 g
Mandeln	658	51 g	5 g	12 g	34 g
Olivenöl	884	100 g	14,3 g	9,1 g	71,2 g
Wallnüsse	723	70,6 g	6,5 g	52,2 g	11,8 g
Zartbitter-schokolade	514	31,1 g	19,2 g	0,7 g	10 g

	Omega-6-Linolsäure	Omega-3-α-Linolensäure
Lachs	0,2 g	2,6 g
Eier	1 g	0,1 g
Avocado	2 g	0,2 g
Mandeln	2,4 g	0 g
Olivenöl	8 g	1 g
Wallnüsse	34 g	8 g

Die Tabellen zeigen den Anteil der jeweiligen Fettsäure zum Gesamtfettgehalt des jeweiligen Lebensmittels. Die aufgeführten Lebensmittel werden aufgrund der erhöhten Anteile an mehrfach ungesättigten Fettsäuren als besonders geeignete Fettquellen betrachtet, da sie das Gleichgewicht beim Konsum und der Aufnahme gesättigter Fettsäuren wiederherstellen sowie weitere gesundheitsfördernde Komponenten schaffen.

Die Wallnüsse liefern z. B. 52 g mehrfach ungesättigte Fettsäuren auf einer Menge von 100 g. Sie weisen ein Verhältnis von sechs zu eins, bei dem Anteil von Omega-6 zu Omega-3 auf. Zudem enthalten sie eine Portion Eiweiß, Ballaststoffe und Antioxidantien (in der Tabelle nicht aufgeführt). Auch die Avocado ist eine klassische Fettquelle, da sie mehr Fett als Kohlenhydrate enthält.

Der Lachs ist ein fettiger Fisch und einer der bekanntesten Omega-3-Fettsäurequellen. Der Anteil an Omega-3 liegt beim Lachs bei ca. 2,6 g auf 100 g.

Die Eier sind nicht nur eine gute Fettquelle, sondern sie liefern auch hochwertiges Eiweiß. Weiterhin enthalten sie Eisen, Zink und die B-Vitamine (ebenfalls nicht in der Tabelle aufgeführt). Häufig wird Eiern ein schlechter Ruf nachgesagt, da der Glaube besteht, dass der hohe Gehalt an Cholesterin gleichzeitig das Cholesterin im Blut steigert. Das aufgenommene Cholesterin aus der Nahrung wird allerdings nur zu kleinen Teilen im Körper aufgenommen und hat daher keine signifikanten Effekte auf den Cholesterinspiegel im Blut.

Das Olivenöl liefert auf 100 g auch 100 g Fett. Gerade aus dem Lebensbereich des Mittelmeers sagt man dem Konsum diverse gesundheitsfördernde und positive Wirkungen nach, wie u. a. der Vorbeugung von Herz-Kreislauferkrankungen und Krebs. Mit einem Anteil an 9 g mehrfach ungesättigter Fettsäuren auf 100 g ist es eine nennenswerte und brauchbare Quelle eines geeigneten Fettes in der Ernährung.

2.3 Die Kohlenhydrate

2.3.1 Was sind Kohlenhydrate und welche Unterscheidungen gibt es?

Kohlenhydrate sind grundlegend organische Stoffe der Erde, die durch Pflanzen und Mikroorganismen aus Kohlendioxid und Wasser mit entsprechender Sonnenenergie aufgebaut bzw. erzeugt werden. Aus chemischer Sicht kommt auf ein Kohlenstoffatom (C) ein Molekül Wasser (H2O). Demnach sind Kohlenhydrate Hydrate des Kohlenstoffs und sie enthalten zudem Sauerstoff. Dadurch ergibt sich der Vorteil, dass bei der Verbrennung weniger Sauerstoff von außen zugeführt werden muss und sie, in Bezug auf die Energiespende, den Fetten und dem Eiweiß überlegen sind.

Die Kohlenhydrate sind, unter der Beurteilung als Nahrungsstoff, nichts anderes als Zuckerarten. Es werden der Einfachzucker (Monosaccharide), der Zweifachzucker (Disaccharide), der Mehrfachzucker (Oligosaccharide) und der Vielfachzucker (Polysaccharide) voneinander unterschieden. Die Basis bildet der Einfachzucker, wie z. B. Traubenzucker (Glucose), Fruchtzucker (Fructose) und Galactose. Werden zwei Einfachzucker verbunden so entsteht der Zweifachzucker, wie z. B. Rohrzucker (Saccharose), Malzzucker (Maltose) und Milchzucker (Lactose). Durch weitere Verbindungen (3 bis 10 Monosaccharide) entstehen die Mehrfachzucker und Vielfachzucker (10 bis zu mehreren 100.000 Einfachzuckern). Bei den Vielfachzuckern/Polysacchariden unterscheidet man zusätzlich die Verdaulichen, wie z. B. pflanzliche Stärke und tierische Stärke (Glykogen), sowie die Unverdaulichen, die Ballaststoffe.

Die nun aufgeführte Tabelle soll einen Gesamtüberblick über die beschriebenen Zuckerarten und zugehörige natürliche Lebensmittelquellen verschaffen:

Kohlenhydratarten			
Einfachzucker (Monosaccharide)	*Zweifachzucker (Disaccharide)*	*Mehrfachzucker (Oligosaccharide)*	*Vielfachzucker (Polysaccharide)*
Glucose, Fructose, Galactose	Saccharose, Maltose, Lactose	Maltotriose, Maltotetrose, Maltopentose, Dextrine	Zellulose, Lignin, Pektin, Glykogen
Süßwaren, Früchte, Softdrinks, Saft, Milch	Haushaltszucker, Süßwaren, Malzbier, Milch	Brot, Bohnen, Linsen	Gemüse, Kartoffeln, Brot, Nudeln, Haferflocken, Reis, Obst
„schnell“ verfügbarer Zucker (außer Milch)		Zucker mit „Langzeitwirkung“	

2.3.2 Ballaststoffe

Die unverdaulichen Polysaccharide, also Ballaststoffe, werden im Rahmen der Verdauung nicht im Dünndarm aufgenommen und liefern auch keine direkte Energie, wie die restlichen Zuckerarten. Unterschieden werden wasserlösliche und wasserunlösliche Ballaststoffe. Sie sorgen für eine hohe Sättigung bei sehr niedrigem Energiegehalt. Da sie sich positiv auf die Darmtätigkeit auswirken sollte die Aufnahme bei täglichen 20 bis maximal 70 g liegen. Gerade der Konsum der wasserunlöslichen Ballaststoffe wirkt sich positiv auf die Verdauung aus, da diese ihre Struktur erhalten und im Dickdarm Wasser binden. Die Verträglichkeit und Auswirkung auf die Darmtätigkeit ist sehr individuell, sollte daher langsam erprobt und getestet werden, wie z. B. durch den Zusatz von Flohsamenschalen oder Inulin bei den Mahlzeiten.

Lösliche Ballaststoffe	***Unlösliche Ballaststoffe***
Haferflocken, Hülsenfrüchte, Früchte, Gemüse	Flohsamenschalen, Vollkornprodukte, weitere Schalen von diversen Samen

Die unlöslichen Ballaststoffe vergrößern im Prinzip das Stuhlvolumen, so dass die Defäkation (Stuhlgang) beschleunigt wird. Man sagt ihnen eine Reihe gesundheitlicher Vorteile nach, da sie durch ihre „Reinigungsfunktion" präventiv vor Darmerkrankungen schützen sollen. Auch die löslichen Ballaststoffe nehmen im Darmtrakt Wasser auf und vergrößern den vorhandenen Stuhl, indem sie eine gelartige Masse bilden. Weiterhin wirken lösliche Ballaststoffe cholesterinsenkend, da diese im Dünndarm Gallensäure binden, so dass der Körper reagiert, indem er wieder neue Gallensäure produziert. Für die Produktion der Gallensäure verwendet die Leber das vorhandene Cholesterin aus dem Blut, wodurch der Blutspiegel gesenkt wird. Auch das Risiko für Herzerkrankungen kann durch die Aufnahme zusätzlicher Ballaststoffe reduziert werden. Die Ballaststoffe wirken im Gegensatz zu den Kohlenhydraten konstant auf den Blutzuckerspiegel. Eine gemeinsame Aufnahme führt dazu, dass die Kohlenhydrate langsamer aufgenommen werden. Demnach werden starke Insulinausschüttungen und Spitzen („Peaks") vermieden. Auf den Punkt gebracht sind Ballaststoffe also Kohlenhydrate, die allerdings nicht in Glucose umgewandelt werden, sondern ihre Funktion unverdaut erfüllen.

2.3.3 Wirkung von Kohlenhydraten im Körper

Die Hauptfunktion der Kohlenhydrate basiert in erster Linie auf der Energiebereitstellung. Dazu werden die Kohlenhydrate im Rahmen der Ernährung aufgenommen und in Glucosemoleküle aufgespalten. Diese Glucosemoleküle werden von den Zellen aufgenommen, um im Anschluss das Adenosintriphosphat (ATP) zu produzieren, welches den Energielieferanten für die Stoffwechselvorgänge des Körpers darstellt. Nicht benötigte Glucose wird statt für die sofortige Energieverwendung in der Speicherform der Glucose, dem Glykogen, in die Leber oder in die Muskeln transportiert. Die Leber hat ein Speichervermögen von etwa 100 g Glykogen, welches allerdings nicht nur für die Energiegewinnung, sondern auch für die Blutzuckerregulation genutzt wird. Das Glykogen wird dazu genutzt den Blutzuckerspiegel zwischen den Mahlzeiten konstant bei 80 bis 120 mg auf 100 ml Blut zu halten. Das Muskelglykogen umfasst rund 500 g Kapazität und wird eher bei körperlichen Belastungen genutzt. Dieser Speicher kann durch eine gezielte Ernährung und körperliches Training vergrößert (verdoppelt) werden, wie z. B. bei der Verbesserung der Grundlagenausdauer. Je größer die Vorräte des Muskelglykogens sind, umso leichter werden diese jedoch auch abgebaut. Die Restreserven werden vom Organismus so lange wie möglich „festgehalten". Die Glykogenspeicher der Muskeln eignen sich gerade für anaerobe Belastungen. Die freigegebene Energie durch die Muskulatur geht zusätzlich mit der zur Bereitstellung von Kalium für den Mineralstoffwechsel einher. Hintergrund ist, dass jedes Gramm Glykogen an rund 2,7 g Wasser und 19,5 mg Kalium gebunden ist. Durch die sportliche Leistung und den Glykogenabbau werden das Wasser und Kalium zusätzlich für den Organismus freigesetzt. Das Prinzip der Superkompensation führt dazu, dass der Muskel mehr Glykogen einlagern kann, als vorher. Das bedeutet, dass durch die gezielte Ernährung, z. B. das vollständige Entleeren der Glykogenspeicher, beim Konsumverzicht von Kohlenhydraten, als auch aktivbedingt durch intensive Ausdauerbelastungen, vorhandene Kapazitäten vergrößert und „austrainiert" werden.

Befindet sich der Körper in einem Kalorienüberschuss und hat mehr Kohlenhydrate bzw. Glucose zur Verfügung, als er für die Energieverwendung und die Speicher benötigt (Glykogenspeicher sind alle gefüllt), dann werden die überschüssigen Kohlenhydrate in Triglyceride umgewandelt und in der Speicherform des Fettes eingelagert. Auf der anderen Seite ist es auch möglich, dass der Körper in einem Kaloriendefizit und Mangel an zugeführten Kohlenhydraten nicht nur auf die Glykogenspeicher des Muskelglykogens, sondern auf Aminosäuren zurückgreift, die er in Glucose umbaut, um dem Körper die nötige Energie bereitzustellen. Dieser Vorgang bedeutet allerdings, dass der Körper auf vorhandene Muskelmasse zurückgreift und sich diese abbaut. Die Kunst innerhalb der Diät ist es, gerade diesen „katabolen" Zustand weitestgehend zu umgehen, die Muskelmasse zu schützen und das Körperfett zu reduzieren, indem dem Körper andere Energiequellen zur Verfügung gestellt werden.

2.3.4 GI & geeignete Carbquellen

Bei der Auswahl von Kohlenhydraten kann verallgemeinert nicht die Rede von gut oder schlecht, sondern wie bereits dargestellt, eher von schnell und langsam sein. Komplexe Kohlenhydrate sind innerhalb der Diät die sinnvollsten Kohlenhydratquellen und bieten viele Vorteile. Sie bestehen mindestens aus drei Monosaccharid-Molekülen. Für die Verdauung bedeutet dieser Umstand, dass diese Kohlenhydrate erst aufgespalten werden müssen. Die Glucose fließt anschließend gleichmäßig und langsam ins Blut, so dass hohe Insulinpeaks vermieden werden. Lange Kohlenhydrate haben zudem einen längeren Sättigungseffekt, als die Schnellen (Einfachzucker). Ein schneller Übergang der Glucose in das Blut sorgt, gerade in der Diät, oft für Heißhungerattacken, aufgrund der einhergehenden und gleichzeitig hohen Insulinausschüttung beim Konsum von schnellen Kohlenhydraten. Die Dauer und Höhe des Blutzuckeranstieges nach dem Verzehr einer Kohlenhydratquelle wird mit einem prozentualen Wert, dem glykämischen Index, angegeben und berechnet. Demnach handelt es sich bei einem kohlenhydrathaltigen Lebensmittel mit einem hohen glykämischen Index um eine Kohlenhydratquelle, die einen schnellen bzw. auch hohen Blutzuckeranstieg auslöst und bei wiederum denen, die einen niedrigen glykämischen Index verzeichnen, um Lebensmittel, die den Blutzucker weniger beeinflussen.

Ermittlungsgrundlage zur Berechnung des glykämischen Index ist der Verzehr von 50 g Kohlenhydraten und die daraus resultierende Dauer und Höhe des Blutzuckeranstieges. Dem gegenübergestellt ist der Referenzwert von 50 g Glucose, der gleich 100 % gesetzt ist. Demnach wird der ermittelte glykämische Index auch in Prozent angegeben. Für gesunde und leistungsfähige Athleten spielt der glykämische Index im Rahmen der Ernährung eher eine sekundäre Rolle, da alle Kohlenhydrate in die jeweiligen Einfachzucker aufgespalten werden und eine gesunde Bauchspeicheldrüse den Blutzuckerspiegel immer weitestgehend konstant hält. Das theoretische Wissen soll hier also eher einen Überblick verschaffen, wie die Zuckerarten und unterschiedlichen Lebensmittel auf den Körper wirken können. Wirklich bedeutend ist die Beachtung des glykämischen Index also eher für Diabetiker, oder Personen, die besonders empfindlich auf Insulin reagieren. Unter Berücksichtigung der verzehrten Menge eines Kohlenhydrates wurde zudem der „glykämische load“ definiert, der bei der Berechnung die glykämische Gesamtbelastung berücksichtigt, wobei auch hier die Bedeutung kongruent zum glykämischen Index bewertet werden kann.

Höhe des glykämischen Index in Nahrungsmitteln:

Nahrungsmittel:	Glykämischer Index:
Malzzucker	110
Traubenzucker (Glucose)	100
Maltodextrin & Maisstärke	95
Kartoffeln	85
Basmatireis	83
Zucker	70
Brauner Reis & Haferflocken	55
Mais	53
Apfel	38

Übersicht geeigneter komplexer Kohlenhydrate für die Diät und die Makronährstoffübersicht:

Nahrungsmittel (jeweils 100 g)	Kalorien	Kohlenhydrate	Eiweiß	Fett
Reis	355	80,4 g	6,7 g	0,4 g
Reisflocken	379	85 g	7,3 g	0,7 g
Kartoffeln	75	14 g	2 g	0 g
Quinoa (weiß)	355	62,5 g	12,2 g	5,9 g
Haferflocken	368	58,7 g	13,5 g	7 g
Maiswaffeln	379	80,4 g	7,6 g	3,1 g
Reiswaffeln	390	85 g	7 g	2 g
Vollkornnudeln	323	61 g	13 g	3 g

2.3.5 Mengenempfehlungen

Die Mengenempfehlung von Kohlenhydraten ist, wer hätte es gedacht, recht individuell, je nachdem, wie hoch das Fett (Low-Carb-Variante) angesetzt ist. Grundsätzlich kann man es sich allerdings bei der Einnahme der Kohlenhydrate etwas einfacher machen, denn nachdem das jeweilige Eiweiß und die Fette im Ernährungsplan festgelegt sind, werden die Kohlenhydrate lediglich bis zu den restlichen (übrigen) Kalorien aufgefüllt.

Entscheidet sich der exemplarische 80 kg Athlet also für insgesamt 160 g Eiweiß (2 g x Kilo Körpergewicht) und einer Range von 56 g Fett (0,7 g x Kilo Körpergewicht) täglich bei geplanten 2500 Gesamtkalorien, so ergibt sich folgende Rechnung:

160 g Eiweiß x 4,1 kcal (1 g Eiweiß = 4,1 kcal) = **656 Kalorien Eiweiß**
56 g Fett x 9,3 kcal (1 g Fett = 9,3 kcal) = **520,8 Kalorien Fett**

656 Kalorien Eiweiß + 520,8 Kalorien Fett = **1176,8 Kalorien aus Fetten und Eiweiß**
2500 Kalorien Tageskalorien – 1176,8 Kalorien aus Fetten und Eiweiß= **1323,2 Kalorien zur Verfügung für Kohlenhydrate**

1323,2 Kalorien Kohlenhydrate: 4,1 (1 g Kohlenhydrate = 4,1 kcal) = **322 g Kohlenhydrate**

Nach der Berechnung stehen dem 80 kg Athleten folgende Makronährstoffe zur Verfügung:

Gesamtkalorien	Kohlenhydrate	Eiweiß	Fett
2500 kcal	322 g / 1323,2 kcal	160 g / 656 kcal	56 g / 520,8 kcal

Die Rechnung ist natürlich nur exemplarisch, um die Rechenweise aufzuzeigen. Dabei ist festzuhalten, dass Kohlenhydrate, im Gegensatz zu den Fetten und dem Eiweiß, nicht essentiell sind. Der Körper kann auf Kohlenhydrate verzichten und diese selbst herstellen, wie im Falle der Ketose. Dies ist gerade für jüngere Athleten allerdings nicht sinnvoll, da die Kohlenhydrate einen Großteil der Trainingsperformance verzeichnen. Sinnvoller ist es gewisse Prozesse im Körper (gerade in der Diät) anzuregen, indem man die Menge der Kohlenhydrate zyklisch verändert, was im folgenden Kapitel des Refeeds und des Carb-Cyclings genauer erläutert wird. Die Literatur verweist auf eine Menge von 30 bis 50 g Kohlenhydrate am Tag, damit der Körper in die Ketose wechselt. Es gibt allerdings auch Anwender, die die Grenze bei knapp unter einem Gramm je Kilo Körpergewicht nennen. Von einer „Low-Carb-Ernährung" spricht man bereits bei einer täglich zugeführten Menge von 200 g Kohlenhydraten, wobei diese Menge schon ausreicht, um die Speicher der Muskulatur zu füllen. Die Einnahmemenge sollte sich nach dem aktuellen Körperfettanteil, dem jeweiligen Leistungsumsatz und der Verträglichkeit orientieren. Dies bedeutet, dass die Menge an Kohlenhydraten bei einem bereits niedrigen Körperfettanteil, hoher körperlicher Aktivität und entsprechender Insulinreaktion, auch höher sein darf. Im Optimalfall werden komplexe Kohlenhydrate gewählt, die zusätzlich über Mikronährstoffe verfügen.

2.3.6 Anwendung von Refeed und Carb Cycling als Diet-Benefit-Tools

Im längeren Verlauf einer Diät wird der Zeitpunkt kommen an dem die Motivation ihren Höhepunkt verlässt, als auch im noch weiterschreitenden Zyklus das rationale Handeln deutlich erschwert wird. Die Gründe dafür sind aufgebrauchte Energiereserven und das Auslösen einer „Notsituation“ des Körpers. Unser Körper ist im Glauben, dass er auf unsere bewusst ausgelöste negative Kalorienbilanz reagieren muss. Man könnte sich an dieser Stelle ganz stumpf auf die Evolution beziehen, denn der Körper reagiert mit einer Art Überlebensmodus. In der frühen Vergangenheit war es nicht immer so, dass die Nahrungszufuhr zu jedem Zeitpunkt garantiert war, darum speichert unser Körper überhaupt erst Reserven und gibt diese auch nicht so einfach preis. Die Folge ist zunächst ein sinkender Grundumsatz gefolgt von der Gewichtsreduktion, aber auch der Energiebedarf im Gehirn wird gedrosselt. Zudem werden bei körperlicher Belastung und Alltagsaktivität ebenfalls weniger Kalorien verbrannt, denn der Körper arbeitet nun in einem „Sparmodus“. Die wichtigste Reaktion des Körpers für dieses Kapitel ist allerdings die hormonelle Anpassung. Das erste bedeutende Hormon ist das Leptin, welches aufgrund eines längeren Kaloriendefizites und eingeschränkter Nahrungszufuhr sinkt. Das Hormon ist für das Gefühl der Sättigung verantwortlich. Eine weitere Folge ist der Anstieg von Ghrelin, was mit einem gesunkenen Leptinwert zu verstärktem Hungergefühl ohne Sättigung führt. Das zweite zu nennende Hormon ist das Cortisol, also das Stresshormon. Es hat entzündungshemmende Eigenschaften und beeinflusst unseren Blutzucker. Von ganz besonderer Bedeutung ist allerdings die Eigenschaft eine Wasserausscheidung zu verzögern. Steigt der Cortisolspiegel in unserem Körper zu sehr an, was dann geschieht, wenn wir z. B. einem zu hohen Diätstress ausgesetzt sind, dann kann es zu vermehrten Wassereinlagerungen kommen. Die Wassereinlagerungen führen zu

Stagnation oder Zunahme des Gewichts. Aber auch die angestrebte Optik wird mit zu viel Wasser nicht erreicht werden. Die hormonelle Anpassung begründet also die Erschwernis rationalen Handelns.

Es gibt noch weitere Gründe, die unser Handeln und unsere Motivation beeinträchtigen können. Aufgebrauchte Energiereserven bedeuten leere Glykogenspeicher und das endet in Bezug auf das optische Erscheinungsbild für „Muskelflachheit". Die verminderte Kohlenhydratzufuhr, die sich bei einer negativen Kalorienbilanz zwangsläufig ergibt, sorgt für das Ausscheiden von Wasser aus der Muskulatur, also da wo wir Wassereinlagerungen tolerieren und für wünschenswert erachten. Da aufgenommene Kohlenhydrate bis zu 3 g Wasser je Gramm Kohlenhydrat binden und die Muskulatur zu 70 % aus Wasser besteht, ist diese nicht mehr „prall" und „geladen". Im Krafttraining ist dieser Zustand ein deutlicher Nachteil, denn gerade dort ist eine erhöhte Durchblutung in der Muskulatur und ein erzeugter „Pump" erwünscht. In kombinierter Betrachtungsweise mit dem eigenen Spiegelbild kann der Zustand die Motivation negativ beeinflussen. Die Folge sind die bereits erwähnten irrationalen Entscheidungen, da der Verlust von Muskelmasse angenommen wird oder sichtbare Ergebnisse ausbleiben. Um die beschriebenen Problematiken, gerade auch die hormonelle Anpassung, zu umgehen und die intelligenten Assimilationen des Körpers „auszutricksen" bzw. zu verhindern, eignen sich für viele Athleten die Diätmethoden des Refeed und des Carb Cyclings zur Prävention.

Auch wenn die Methoden sinnvoll kombiniert werden können, so sind beide differenziert voneinander zu betrachten. Der Refeed eignet sich wie einleitend erwähnt bei bereits laufender Diät und bestehenden Erfolgsumsetzungen. Er hat mit einem „Cheatday", außer der psychischen Erholungskomponente, nichts gemeinsam. Ein Cheatday kommt in einer Diätphase nicht vor und kann meiner Meinung nach keine Anwendung finden, da dieser immer eine unkontrollierte Aufnahme jeglicher Art von Nahrungsmitteln zulässt und diese aufgrund eines zu hohen Kalorienüberschusses, demnach auch in einner positiven Wochenbilanz mündet. Das Ergebnis wäre die Zunahme von Körperfett und damit eine einhergehende Unerreichbarkeit der Zielsetzung, abgesehen von der zusätzlichen körperlichen Trägheit und massiven Magen-Darmbelastung. Der Refeed dagegen leistet einen echten Mehrwert. Die Nahrungsaufnahme ist limitiert und die Lebensmittelauswahl beschränkt. Es wird ganz bewusst auf stärkehaltige Kohlenhydrate zurückgegriffen. Die Lebensmittelauswahl verändert sich innerhalb des Refeeds nicht im Vergleich zu den Diättagen, lediglich eine Erhöhung der Lebensmittelmenge wird umgesetzt. Bei den stärkehaltigen Kohlenhydraten wird auf Reis, Kartoffeln oder Haferflocken zurückgegriffen. Ein starkes Abweichen der Lebensmittel beeinflusst im schlimmsten Fall die Verdauung. Neben gesteigerter Trainingsleistung und vollen Glykogenspeichern wird der Cortisolspiegel gesenkt und vorhandener Diätstress minimiert. Um ein Binge-Eating zu vermeiden und aus dem Refeed keinen Cheatday zu transferieren, wird auf das Tracken der Kalorien und Makronährstoffe nicht verzichtet. Ebenfalls wird die Wochenbilanz so weiterhin dokumentiert. Sollte das intermittierende Fasten betrieben werden, wird auch hier nicht vom bestehenden Nahrungsmitteleinnahmezeitraum abgewichen. Der Refeed hat also neben psychologischen, auch riesige physiologische Vorteile. Der Verzicht in der Diät und die Abnahme der Trainingsleistung werden deutlich minimiert. Aber auch die optische Erscheinung mit voller Muskulatur steigert die Motivation ein angestrebtes Ergebnis zu perfektionieren. In Bezug auf die hormonelle Anpassung des Körpers wird durch die erhöhte Aufnahme der Kohlenhydrate sowie auch Kalorienmenge eine Anpassung erzwungen, d. h. dass die Leptinwerte wieder ansteigen und das Cortisol sinkt. Durch eine Steigerung der Insulinsensitivität verbessern wir die Aufnahmefähigkeit und Verstoffwechselung aufgenommener Kohlenhydrate. Im Gegensatz zum Cheatday ist die Methode und der Erfolg eines Refeeds evidenzbasiert. An Tagen des Refeed sollte man sich für die Trainingsumsetzung eher auf einen Deload oder Low-Intensity-Einheit, als aktive Regeneration, beschränken.

Für die genaue Umsetzung sollte sich die Häufigkeit des Refeeds anhand des Körperfettanteils orientieren. Athleten mit einem bereits sehr geringen Körperfettanteil von weniger als 10 % können ein bis zwei Refeeds pro Woche durchführen. Athleten mit einem Körperfettanteil zwischen 10 und 15 % setzen den Refeed einmal in der Woche um. Und bei Athleten die noch über sehr viel Körperfett verfügen wird eher empfohlen, ein kontinuierliches Kaloriendefizit einzuhalten und einen Refeed auf maximal ein bis zwei Mal im Monat zu beschränken, was allerdings in Abhängigkeit zu den Körpersignalen steht. Die Kalorien sollten sich am Refeed im Bereich der Erhaltungsbilanz bis maximal 10 % darüber orientieren. Die Fette werden gering gehalten (je nach Konstitution 30 – 50 g), das Eiweiß bleibt konstant und stärkehaltige Kohlenhydrate werden erhöht. Diverse Studien verweisen für eine Maximierung des Nutzenfaktors auf zwei aufeinanderfolgende Refeed-Tage. Diese Information sollte jeder Anwender für sich selbst bewerten und gegebenenfalls umsetzen.

Um die Anwendung zu verdeutlichen folgt nun ein Beispiel mit den Werten eines 80 kg schweren Athleten mit einer Körpergröße von 180 cm (exemplarisch!).

1. Beispiel eines eintägigen Refeed mit einem 25-jährigen, 80 kg schweren und 180 cm großen Athleten mit einem täglichen angestrebten Kaloriendefizit von 500 kcal:

<u>Berechnung des Grundumsatzes (Harris-Benedict-Formel):</u>

1892,47 kcal Grundumsatz *(kcal/24h) = 66,47 + (13,7 * 80 kg) + (5 * 180 cm) – (6,8 * 25)*

NEAT (Faktor von 1,6 vergleichbar mit der Tätigkeit eines Studenten)

3027,95 kcal NEAT *= 1,6 NEAT-Faktor x 1892,47 kcal/24h Grundumsatz*

Der NEAT bzw. Leistungsumsatz durch zusätzliche körperliche Belastungen, wie z. B. Trainingseinheiten, werden in diesem Fall nicht berücksichtigt und müssten ergänzt werden. Der Leistungsumsatz ist zu individuell, um diesen hier mit einzuberechnen.

2527,95 kcal Tägliche Kalorienaufnahme *= 3027,95 kcal NEAT – 500 kcal (tägliches Kaloriendefizit)*

Zur Berechnung der Kalorien der Makronährstoffe wird die Menge des jeweiligen Makronährstoffes in Gramm mit folgenden Werten multipliziert:

1 g Fett = 9,3 kcal
1 g Eiweiß/Kohlenhydrate = 4,1 kcal

Wochen-tage	**Mo**	**Di**	**Mi**	**Do**	**Fr**	**Sa**	**So Refeed**
Tägliche Kalorienauf-nahme	2527 kcal	2527 kcal	2527 kcal	2527 kcal	2527 kcal	2527 kcal	3027 kcal
Kohlen-hydrate	302 g	302 g	302 g	302 g	302 g	302 g	447 g
Eiweiß	200 g	200 g	200 g	200 g	200 g	200 g	200 g
Fett	50 g	50 g	50 g	50 g	50 g	50 g	40 g

Die Tabelle zeigt für den beispielhaften 80 kg Athleten eine tägliche Kalorienaufnahme von 2527 kcal, um ein tägliches Kaloriendefizit von 500 kcal einzuhalten, innerhalb der sechs Tage von Montag bis Samstag. Die Woche plant einen eintägigen Refeed am Sonntag. An dem Tag des Refeed wird die Fetteinnahme von täglichen 50 g auf 40 g reduziert, die Kohlenhydrate allerdings von täglichen 302 g auf 447 g erhöht, um von der täglichen Kalorienaufnahme von 2527 kcal auf den Erhaltungsbedarf auf 3027 kcal aufzustocken. Es werden also 145 g mehr Kohlenhydrate eingenommen, als an den Diättagen. Nur anhand der Tabellenberechnung befindet sich der Athlet am Ende der Woche in einem wöchentlichen Kaloriendefizit von 3000 kcal, was die Abnahme von ca. einem halben Kilogramm Körperfett bedeuten könnte. Die Fette am Tag des Refeed liegen bewusst in der unteren Range von 40 g, um in der Kombination mit erhöhten Kohlenhydraten eine Einlagerung und Speicherung von Fett in den Zellen zu vermeiden. Die 447 g an Kohlenhydraten sollten überwiegend aus stärkehaltigen Kohlenhydraten bestehen. Auf einfache und schnelle Zuckerarten, gerade auch Fructose, sollte verzichtet werden.

Das noch zu nennende **Carb-Cycling** hat gleiche Beweggründe, wie der Refeed, daher können wir an dieser Stelle für die Hintergründe auf die des Refeed verweisen. Die Methoden lassen sich getrennt voneinander anwenden, aufgrund gleicher Zielrichtung jedoch auch gut miteinander verbinden. Im Unterschied zum Refeed werden beim Carb-Cycling an bestimmten aufeinanderfolgenden Tagen fest kalkulierte Kalorien in Form von Kohlenhydraten reduziert und eingespart, um diese wiederum an einem nach diesen Tagen folgenden Tag zusätzlich aufzunehmen. Man spart also eine bestimmte Menge an Kohlenhydraten an, um diese an einem geplanten Tag mehr zu konsumieren (die angestrebte wöchentliche Kalorienbilanz wird nicht überschritten). Es gibt also einen Tag mit einer erhöhten Aufnahme von Kohlenhydraten, um die bekannten Vorteile auszulösen und im Anschluss zu nutzen, die Wochenbilanz wird jedoch nicht durch einen Kalorienüberschuss beeinflusst, da alle mehr konsumierten Kohlenhydrate im Vorfeld durch ein höheres Tagesdefizit an Kalorien in Form von Kohlenhydraten „eingespart" wurden. Die Kalorienverteilung ändert sich dahingehend, dass ein konstantes Kaloriendefizit mit einem Tag umgangen wird.

An dieser Stelle dürften alle Parallelen und Unterschiede zum Refeed nachvollziehbar geworden sein. Eine sinnvolle und denkbare Kombination wäre es demnach die Kohlenhydrate an fünf aufeinanderfolgenden Tagen zu reduzieren, den sechsten Tag die eingesparten Kohlenhydrate einzunehmen und den siebten Tag für einen Refeed (Erhaltungskalorien) zu nutzen. So würden sich nicht nur die Methoden miteinander verbinden, sondern auch die wissenschaftliche Empfehlung von zwei aufeinanderfolgenden Refeed Tagen zur Maximierung des Nutzen-Faktors. Das Schema des isolierten Carb-Cyclings soll ebenfalls mit dem exemplarischen 80 kg Athleten und einem wöchentlichen angestrebten Kaloriendefizit von 3500 kcal dargestellt werden:

Die Grunddaten werden aus dem obigen Beispiel mit bereits ermittelten Grundwerten übernommen:

- ***1892 kcal Grundumsatz** (kcal/24h)*
- ***3027 kcal NEAT***
- ***2527 kcal tägliche Kalorienaufnahme** = 3027 kcal NEAT – 500 kcal (tägliches Kaloriendefizit)*

- ***17695 kcal wöchentliche Kalorienaufnahme bei einem angestrebten wöchentlichen Kaloriendefizit von 3500 kcal***

Wochentage	Mo	Di	Mi	Do	Fr	Sa	So
Tägliche Kalorienaufnahme	2322 kcal	2322 kcal	2322 kcal	2322 kcal	2322 kcal	2322 kcal	3763 kcal
Kohlenhydrate	252 g	252 g	252 g	252 g	252 g	252 g	604 g
Eiweiß	200 g	200 g	200 g	200 g	200 g	200 g	200 g
Fett	50 g	50 g	50 g	50 g	50 g	50 g	50 g

Um das angestrebte wöchentliche Kaloriendefizit von 3500 kcal zu realisieren muss der Athlet mit seiner Ausgangslage seine tägliche Nahrungsaufnahme auf 2527 kcal beschränken. Für die Umsetzung des Carb-Cyclings reduziert sich die tägliche Nahrungsaufnahme an sechs Tagen von 2527 kcal auf 2322 kcal. Der Athlet spart somit an sechs Tagen täglich 50 g Kohlenhydrate bzw. 205 kcal ein. Am siebten Tag erhöht sich die Aufnahme der Kohlenhydrate von täglichen 252 g auf 604 g. Somit werden die Gesamtkalorien am siebten Tag auf 3763 kcal angehoben, was einer Erhöhung von 1441 kcal im Vergleich zu den Vortagen entspricht. Das Eiweiß wird an allen Tagen konstant auf 200 g, also für den Athleten auf 2,5 g Eiweiß/kg Körpergewicht, gehalten. Gleiches gilt für die Menge an Fett von täglichen 50 g. Trotz der Erhöhung der Kohlenhydrate/Kalorien am siebten Tag bleibt die Wochenbilanz mit gesamten 17695 kcal von dem Diätziel unberührt. Die negative Wochenbilanz ergibt ein Kaloriendefizit von 3500 kcal.

In dem dargestellten Beispiel wird an sechs Tagen eine gleichbleibende Reduzierung der Kohlenhydrate eingehalten. Es wäre allerdings auch möglich, an den Reduzierungstagen mit einem Tief und Mittel zu arbeiten. Einfach erklärt würde man dazu die Kohlenhydrate an exemplarischen drei Tagen im Mittel belassen, also in dem täglichen Kaloriendefizit, welches man auch konstant halten würde. An drei weiteren Tagen würde man die Kohlenhydrate stark reduzieren, was das Tief beschreibt. Am siebten Tag verhält es sich wie im gegebenen Beispiel und die Kohlenhydrate werden wieder aufgefüllt. Das Carb-Cycling kann also flexibel gestaltet werden, so dass demnach auch die Trainingstage sinnvoll gesetzt werden können. Je nach Umsetzung kann das Carb-Cycling das Wohlbefinden in der Diät deutlich beeinflussen. Die Vorteile decken sich mit denen des Refeeds.

Zusammengefasst kann der Refeed, das Carb-Cycling oder eine Kombination aus beiden Methoden in der Anwendung idealerweise vor intensive Trainingstage gesetzt werden, um von den Vorteilen geladener Glykogenspeicher zu profitieren. An den Tagen des Refeeds oder des Carb-Cyclings mit der Aufnahme der gesparten Kohlenhydrate eignet sich eher ein Deload oder Low-Intensity Training.

Ich halte es für sinnvoll die Kohlenhydrattage vor bevorstehende Krafttrainingstage (vorzugsweise Oberkörper) zu setzen, an denen bis zum Muskelversagen trainiert wird. An den Tagen selbst bevorzuge ich das Training der Grundlagenausdauer, überwiegend durch längere Laufeinheiten oder in einigen Fällen auch ein Ganzkörper-Deload. Ich würde jedem Athleten, abweichend von einem konstanten täglichen Kaloriendefizit, gerade den Einbau der beschriebenen Methoden empfehlen. Wie bei der Wahl der Lebensmittel oder Trainingsumsetzungen ist auch hier Ausprobieren die einzige Möglichkeit, eine individuelle Methode zu finden, die einem den Weg der Fettreduktion vereinfacht. Pauschal gibt es leider keine „perfekte Diätform", die man jedem Typus mit an die Hand geben und empfehlen könnte. Ich denke allerdings, dass der Refeed als auch das Carb-Cycling gerade für Intensivsportler das Mittel der Wahl ist, um von den genannten Vorteilen zu profitieren, da es in der Diät mit beiden Methoden möglich ist, geplant und kalkuliert Energiespeicher zu füllen, um diese gezielt an Trainingstagen anzuwenden, ohne die Wochenbilanz zu beeinflussen. Die körperliche Leistungsfähigkeit erfährt weniger oder kaum Einbrüche, trotz Diät und Reduktion von Körpersubstanz. Es sind effektive Methoden, die eine Möglichkeit darstellen und den Weg vereinfachen können, jedoch nicht zwingend erforderlich.

Es wird sicherlich Athleten geben, die auf die Methoden verzichten, weil sie mit ausgelöstem Insulin nicht umgehen können, welches aus erhöhtem Konsum von Kohlenhydraten resultiert und dadurch ins Binge-Eating verfallen. Die Wahrscheinlichkeit ist beim Konsum von stärkehaltigen Kohlenhydraten jedoch geringer. Höhere Insulin-Peaks werden eher durch schnelle Zuckerarten ausgelöst. Dennoch hier nochmal der Hinweis die Makronährstoffe vorher zu berechnen und auch für den Tag zu begrenzen. Sollte es zu Abweichungen kommen, ist die Effektivität der Methoden deutlich in Frage zu stellen und höchstwahrscheinlich verfehlt. Die Disziplin spielt im Falle einer Erhöhung der Kalorien eine riesige Rolle, denn der Refeed und das Carb-Cycling sind kein Cheatday.

Zudem sollte vorher entschieden werden, ob der Zeitpunkt überhaupt für die Methoden besteht. Dazu ist es zwingend erforderlich den Körperfettanteil zu messen und keinesfalls zu schätzen. Erst dann stellen die Methoden ein hervorragendes Tool in der Diät dar, welches jedoch korrekt interpretiert werden sollte. Es kommt relativ spät zum Einsatz, wenn der Athlet bereits Körperfett verloren hat. Eine vorherige Anwendung wäre eine falsche Interpretation und Einsatz dieses Tools. Wird der Körper durch konstante Einhaltung negativer Kalorienbilanzen in den Reaktionszustand versetzt, das Leptin zu senken und das Cortisol zu erhöhen, dann ist der richtige Zeitpunkt erreicht, um das Tool effektiv einzusetzen und unseren Körper „auszutricksen", damit dieser sich wieder aus dem Notzustand löst, geschützte Körpersubstanz freigibt und hormonelle Veränderung entgegengesetzt anpasst.

3. Nährstofftiming

Neben der Auswahl der Lebensmittel und der angepassten Makronährstoffverteilung lässt sich das Gesamtkonstrukt einer diätoptimierten Ernährung noch mit dem Faktor Zeit, also genauer gesagt der zeitlich gesteuerten Nahrungszufuhr, vervollständigen. Ziel dabei ist es den bestmöglichen Zeitraum für die Nahrungsaufnahmefähigkeit und Verwertung des Körpers zu wählen, um den größtmöglichen Nutzen aus der Nahrung bzw. den Makronährstoffen zu erhalten. Bei dem ganzen Themengebiet ist natürlich hervorzuheben, dass es keine signifikanten Studien gibt, die den Nahrungszeiträumen Vorteile für den Diäterfolg bestätigen, daher steht hier ganz klar erfahrene Praxis über Evidenz. Das Prinzip der Energiebilanz bleibt selbstverständlich unberührt, d. h. ein Kaloriendefizit führt zu einer Gewichtsabnahme sowie ein Kalorienüberschuss zu einer Gewichtszunahme. Um die Aufnahmefähigkeit und Verwertbarkeit von Nährstoffen allerdings zu optimieren bewegen wir uns im Bereich der „Schräubchenkunde" und involvieren das Nährstofftiming. Die Meinungen über effiziente Nahrungszeitraumfenster gehen weit auseinander, daher gilt hier die Empfehlung die eigenen Erfahrungen zu sammeln und in Abhängigkeit zu erzielten Erfolgen und Performance für sich zu nutzen.

Wann ist es sinnvoll Nährstoffe „bedarfsgerecht" zuzuführen?

Ganz einfach gesagt lässt sich die Frage beantworten, indem man die Aufnahme von Nährstoffen auf den Zeitraum begrenzt, wenn der Körper diese benötigt.

Wie die Methode des Intermittent Fasting bereits die Nahrung auf einen Zeitraum beschränkt, so sollten sich die einzunehmenden Mahlzeiten auch eher bedarfsgerecht orientieren und nicht nach gesellschaftlichen Normgewohnheiten, wie dem Frühstück-Mittag-Abend-Prinzip richten. Auf das klassische Frühstück verzichte ich immer, da ich in diesem Zeitraum faste. Den Hauptteil meiner Nahrung nehme ich überwiegend abends ein. Der Vorteil dabei ist, dass ich eine handlungssichere Kontrolle über meine maximale Kalorienaufnahmemenge habe, da sich der Zeitraum für vorhandene Kalorien verkleinert. Kurz gesagt, die Gefahr ist kleiner den vorgesehenen Kalorienbedarf zu übersteigen. Es ist eine Art und Weise eine reduzierte Kalorienmenge clever zu verbrauchen. Es ist deutlich einfacher und auch befriedigender, einen bestimmten Zeitraum zu „verzichten“ und anschließend einen mit verhältnismäßig großen Mahlzeiten zu füllen, als einen längeren Zeitraum mit Kleinen. Bedarfsorientiert würde bedeuten, dass man eine Mahlzeit zu einem Zeitpunkt setzt, wo der Körper den größten Nährstoff- und Kalorienbedarf hat. Logischerweise liegt dieser Zeitraum vor und vor allem nach einer körperlichen Belastung. Der Zeitraum ist für Sportler relevant für die Aufnahme von Nährstoffen, da diese während der Belastung verbraucht werden. Ein optimaler Zeitraum ergibt sich also vor, während und nach dem Training (Pre/Intra/Post), daher wird auf diese Zeitabschnitte gesondert eingegangen. Für den Rest des Tages beschränkt sich die Aufnahme natürlich auf das eigene Gefühl, auf einen vorbestimmten Nahrungsaufnahmezeitraum und natürlich auf die Aufnahmekapazität des Körpers.

Es ist sinnvoller die vorhandenen Makronährstoffe zu portionieren, als die vorhandenen Gesamtkalorien in einer Mahlzeit zu verzehren. Genauso ergibt es keinen Sinn, die vorhandenen Kohlenhydrate vor dem Schlafengehen aufzunehmen, statt zu einem Zeitpunkt, wo sie für die Performance (Leistung) eingesetzt werden können oder dann, wenn die Glykogenspeicher geleert sind, auch wenn die Tatsache der Zu- und Abnahme, durch das Prinzip der Energiebilanz, immer noch unberührt bleibt. Auch im Rahmen des Intervallfastens wird darauf geachtet eine Nahrungsaufnahme nach dem Training zu gewährleisten, so dass dann das Nahrungszeitfenster eröffnet oder das Training zeitlich versetzt wird. Größere und schwer verdauliche Mahlzeiten am Morgen, als auch vor dem Training, resultieren in einer hohen Darmtätigkeit, also einer Belastung des Verdauungstraktes, die wiederrum in Trägheit enden kann. Die Performance kann also durch den Zeitpunkt der Mahlzeiten deutlich eingeschränkt werden. Werden Mahlzeiten am Morgen oder vor dem Training konsumiert sollten diese leicht verdaulich sein und schnell resorbiert werden können. Die Mahlzeit sollte bis zum Training verdaut sein, daher eignen sich schnelle Kohlenhydrate und Proteine, da Fette und Ballaststoffe die Verdauung verlangsamen. Zudem führt die Ballaststoffdichte, wie z. B. in Haferflocken, bei vielen Konsumenten zu Unverträglichkeiten. Eine ideale Alternative sind Reisflocken, die in jeder Mahlzeit Haferflocken ersetzen können, um Kohlenhydrate isolierter zu konsumieren. Der Körper reagiert nach längeren Fastenphasen (katabolen Zuständen), genau wie nach dem Training, deutlich besser auf Nährstoffe. Im Zuge einer gesteigerten Proteinsynthese eignen sich diese Zeiträume optimal für eine Eiweißaufnahme. Beschränkt sich der Nahrungsaufnahmezeitraum auf beispielhafte acht Stunden, so ist die gesamte tägliche Eiweißmenge zum Großteil auf die anabolen Zeiträume zu positionieren (Anabolic Respond). Es eignen sich also in der Regel zwei bis vier Mahlzeiten für eine optimale Verteilung der Eiweißtagesration.

3.1 Pre-, Intra- & Post-Workout-Meal

Das Vorzeigebeispiel liefert das Post-Workout-Meal, also eine Mahlzeit, die nach dem Sport eingenommen wird. Logischerweise sind die Energiespeicher nach einer Trainingseinheit geleert. Auch Mikronährstoffe, gerade Mineralien und wasserlösliche Vitamine, werden in der Trainingseinheit verbraucht und vom Körper verlangt. Es besteht ein Zeitpunkt, zu dem der Körper besonders aufnahmefähig für Nährstoffe ist, daher wird die Mahlzeit bedarfsorientiert konsumiert. Optimalerweise werden kurzkettige Kohlenhydrate mit einer schnell verfügbaren Eiweißquelle im 2:1-Verhältnis kombiniert. Um eine Aufnahme der Nährstoffe nicht zu verzögern, sollten Fette in dieser Mahlzeit reduziert werden, um den Verdauungsprozess nicht hinauszuzögern.

Im Grunde reagiert der Körper auf intensive Belastungen mit anschließender verstärkter Aufnahmefähigkeit, durch die geleerten Kohlenhydratspeicher. Im Anschluss des Trainings sinken die Stresshormone und die Proteinsynthese erhöht sich. Der Körper leitet einen Regenerationsprozess ein, für den er Nährstoffe benötigt. Die Stoffwechselrate bleibt auch nach dem Training weiter erhöht, was sich somit auch im Kalorienverbrauch bemerkbar macht. Je nach Ausmaß der Trainingseinheit ist die Mahlzeit anzupassen, also in Abhängigkeit zur Aufnahmefähigkeit sowie den benötigten Makro- und Mikronährstoffen zu gestalten. Die Proteinsynthese bleibt auch nach mehr als zwei Stunden nach der Belastung erhöht, so dass kein Stress aufkommen muss, um das anabole Fenster unverzögert zu bedienen.

Die Annahme, man müsse die Mahlzeit unmittelbar beim Verlassen des Studios konsumieren, ist schlichtweg falsch. Die Aufnahme von Fett nach dem Training liefert keinen Mehrwert, da sie die Verdauung nur unnötig blockiert und die Aufnahme von Eiweiß sowie den Kohlenhydraten verlangsamt. Je nach körperlicher Aktivität und Schweißausstoß verliert der Körper große Mengen an Mikronährstoffen, besonders die der Mineralstoffe und Spurenelemente. Pro Stunde kann das für den einen oder anderen Athleten einen Ausstoß von bis zu 2,5 Liter Schweiß bedeuten, was in dem Verlust mehrerer Gramm Mineralstoffe, wie Natrium, Selen, Chrom oder auch Jod, resultieren kann. An dieser Stelle zu behaupten, der Einnahmezeitpunkt von Mikronährstoffen sei egal, widerspricht jeder logischen Erklärung. Gerade im Rahmen einer Intensivdiät kann es zu verschlechterten Schilddrüsenwerten (T3 und T4) einiger Athleten kommen. Wird in diesem Fall nicht auf eine ausreichende Selenzufuhr geachtet, dann besteht die Gefahr einer deutlichen Reduzierung des Energieverbrauchs, da Selen für die Umwandlung der Schilddrüsenhormone im Körper unabdingbar ist. Da gerade die Kalorienverbrennung und ein erhöhter Verbrauch in der Diät ein wichtiger Umstand sind, sollte auch auf solche Feinheiten der Mikronährstoffzufuhr geachtet werden. Neben einer ausreichenden Wasserzufuhr sorgen zusätzliches Gemüse, wie Tomaten und Gurken, für eine Zellhydration und sind geeignete Kaliumlieferanten im Rahmen des PWM. Das Ziel eines PWM ist also zusammengefasst die Glykogenspeicher wieder zu füllen, den Makro- und Mikronährstoffbedarf zu decken und die gesteigerte Proteinsynthese zu nutzen.

Um euch eine Vorstellung zu geben, wie ich meine PWMs gestaltet habe, gibt es folgende Beispiele:

Variante 1:

- 60 g Reisflocken
- 30 g Whey Protein
- 5 g Flohsamenschalen
- 300 g Eiklar
- 150 g Beeren

- 200 g Gurke

Bis auf die Beeren werden die genannten Zutaten vermengt und für ca. vier Minuten in der Mikrowelle gegart. Anschließend hat man eine Art Kuchen mit Wahlgeschmack, aufgrund des Whey-Proteins. Die Beeren dienen als natürliche Quelle von Antioxidantien, Mikronährstoffen und natürlich auch dem Geschmack. Die Reisflocken sind eine leicht verdauliche und isolierte Kohlenhydratquelle und das Whey-Protein dient natürlich der Eiweißaufwertung mit einem vollständigen Aminosäuren-Profil. Die Flohsamenschalen dienen als Quelle von Ballaststoffen und erleichtern ebenfalls die Aufnahme von

Nährstoffen, als auch den Verdauungsprozess. Das Eiklar ist eine sehr kalorienarme und hochwertige Eiweißquelle, unterstützt aber auch die Verfestigung der hier gezeugten Mahlzeit. Die Gurke wird separat konsumiert und ist die Gemüsekomponente, also Quelle an Mikronährstoffen. Die Mahlzeit verfügt an Nährstoffen über 70 g Kohlenhydrate, 64 g Eiweiß und 5 g Fett (592 kcal). Die Zutaten können je nach Bedarf natürlich nach oben oder unten ergänzt werden, dienen hier aber der Veranschaulichung, auf welche Lebensmittel man optimalerweise zurückgreifen sollte.

Variante 2

- 60 g Haferflocken - 30 g Whey Protein - 300 g Eiklar - 1 Apfel - Zimt
- 200 g Cherry Tomaten

Auch hier werden alle Zutaten, bis auf den Zimt und die Tomaten, miteinander vermengt und ebenfalls für vier Minuten in der Mikrowelle gegart. Der Zimt wird auf die fertige Masse gestreut. Die Tomaten werden separat „serviert“. Im Prinzip gilt für die zweite Variante Gleiches wie für die Erste, bis auf den Verzicht von Flohsamenschalen, da die Haferflocken über Ballaststoffe verfügen. Für die zweite Variante ergeben sich die folgenden Nährwerte: 66 g Kohlenhydrate, 64 g Eiweiß und 6 g Fett (569 kcal).

Man kann das Post-Workout-Meal selbstverständlich auch noch einfacher halten, indem man einen Protein-Shake mit Reiswaffeln oder einer Banane verbindet. Es ist alles möglich, man sollte lediglich darauf achten, leicht verdauliche Nahrungsmittel zu wählen, auf große Mengen Fett zu verzichten und Makro-, als auch Mikronährstoffe abzudecken.

3.2 Pre und Intra

Die Pre- und Intra-Workout-Meals sind nicht immer zwingend erforderlich, haben allerdings ihre Daseinsberechtigung. Ein Pre-Workout-Meal sollte bei Bedarf ca. 90 Minuten vor dem Training in Form leicht verdaulicher Kohlenhydrate und Proteine konsumiert werden, so dass dieses bis zum Training verdaut ist. Die Kohlenhydrate sollten allerdings nur dann konsumiert werden, wenn diese zur Steigerung der Performance beitragen. Die Menge ist allerdings deutlich reduzierter, als in anderen Mahlzeiten und beschränkt sich auf 30 bis maximal 60 g Kohlenhydrate. Wurden am Vortag Kohlenhydrate konsumiert, so reicht die Menge in den Glykogenspeichern aus und es kann im Rahmen eines Pre-Workout-Meals auf die Kohlenhydrate verzichtet werden. Auf Fette und Ballaststoffe sollte komplett verzichtet werden, da diese die Verdauung verlangsamen und für Trägheit sorgen. Ein gefüllter Aminosäuren-Pool sorgt dafür, dass keine Energie aus der Muskulatur gewonnen wird. Die Einnahme eines Whey-Proteins oder isolierte essentielle Aminosäuren reichen also vor dem Training aus, um den Körper zu versorgen.

Beispiel:

Pre-Workout-Meal (ca. 90 Minuten vor dem Training)
25 - 50 g Kohlenhydrate (Reiswaffeln etc.) 30 - 50 g Protein (Whey-Protein, Körniger Frischkäse, Harzer Käse etc.) oder 25 g EAAs

Ein Intra-Workout-Meal ist gewiss keine riesige gekochte Mahlzeit, sondern beschränkt sich auf die Einnahme eines Proteins oder essentieller Aminosäuren im Rahmen von sehr langen Trainingseinheiten oder zum Auslösen der Proteinsynthese. Auch hier eignen sich 15 - 25 g essentielle Aminosäuren oder 25 g Whey-Protein-Hydrolysat innerhalb des Trainings. Die Menge von drei bis fünf Gramm Leucin reicht bereits aus, um die Proteinsynthese anzukurbeln und den Körper auf das PWM vorzubereiten.

3.3 FDOE

Variante 1:

Ernährungsbeispiel für einen Tag mit der Nahrungsaufnahme von 2000 kcal unter Beachtung und Einhaltung der Makronährstoffe (Low Fat):

300 g Eiklar, 80 g Haferflocken, 100 g Beeren, 30 g Whey Protein
250 g Hähnchenbrust, 100 g Reis, 300 g Brokkoli
4 Maiswaffeln (24 g), 25 g naturbelassene Erdnussbutter, 20 g Mandeln, 200 g Gurke
500 g Magerquark, 100 g Beeren

Gesamtnährwerte: 2002 kcal, 201 g Kohlenhydrate, 203 g Protein, 40 g Fett

Die Zusammenrechnung der Lebensmittel dient einer Veranschaulichung, die bedarfsgerecht nach oben oder unten korrigiert werden kann. Das Beispiel soll aufzeigen, wie und mit welchen überwiegend unverarbeiteten Lebensmitteln man den Makro- und Mikronährstoffbedarf decken kann. Eine zusätzliche Nahrungsergänzung von Mikronährstoffen ist bei erhöhter körperlicher Beanspruchung anzuraten und in meinen Augen notwendig. Es ist sinnvoll, den Mikronährstoffbedarf zu größtmöglichen Teilen aus natürlichen Lebensmittelquellen, wie z. B. Gemüse oder Früchten, zu beziehen. Zudem hat Gemüse den Vorteil viel Volumen auf wenige Kalorien zu liefern. Das Gemüse kann demnach in hohen Mengen konsumiert werden, ohne dass es zur übermäßigen Kalorienaufnahme kommt. Über den Daumen kann ich die Aufnahme von 500 g Gemüse täglich empfehlen. Für eine schnelle und einfache Zubereitung eignet sich gerade tiefgekühltes Gemüse. Entgegen immer noch bestehenden Falschbehauptungen, wird tiefgekühltes Gemüse nach der Ernte schockgefrostet. Das Verfahren sorgt dafür, dass alle Mikronährstoffe erhalten bleiben. Einzig und allein sollte darauf geachtet werden, dass bei dem TK-Gemüse keine Zusatzstoffe verwendet wurden, was allerdings bei den Inhaltsstoffen vermerkt werden muss und demnach überprüft werden kann.

Zusammengefasst werden die diversen Mahlzeiten im Aufnahmezeitraum nach dem Intermittent Fasting-Prinzip bedarfsgerecht konsumiert. Die erste Mahlzeit erfolgt postworkout, die restlichen Mahlzeiten werden relativ spät bzw. am Abend aufgenommen.

Die späte Aufnahme verhindert potentielle Mehrkalorien. Höher angelegte Kalorienmengen zu einem Aufnahmezeitpunkt können für eine größere Befriedigung sorgen, als zu viele Mahlzeiten über einen großen Zeitraum.

Variante 2:

Ernährungsbeispiel für einen Tag mit der Nahrungsaufnahme von 2000 kcal unter Beachtung und Einhaltung der Makronährstoffe (Low Fat):

300 g Eiklar, 60 g Reisflocken, 30 g Whey, 100 g Beeren, 200 g Gurke
250 g Lachsfilet, 400 g Kartoffeln, 400 g grüner Spargel
500 g Skyr, 100 g Beeren
35 g Cashewkerne

Gesamtnährwerte: 2046 kcal, 187 g Kohlenhydrate, 190 g Protein, 60 g Fett

Variante 3:

Ernährungsbeispiel für einen Tag mit der Nahrungsaufnahme von 2000 kcal unter Beachtung und Einhaltung der Makronährstoffe (Low Fat):

50 g Haferflocken, 30 g Whey, 30 g naturbelassene Erdnussbutter, 1 Apfel, 100 g Tomaten, 125 g Harzer Käse
300 g Süßkartoffel, 200 g Rindertartar, 300 g Spinat
50 g Maiswaffel, 200 g Körniger Frischkäse light, 150 g Gurke
150 g griechischer Joghurt 2 %, 50 g Kirschen, 15 g Whey, 35 g Mandeln

Gesamtnährwerte: 2020 kcal, 185 g Kohlenhydrate, 195 g Protein, 53 g Fett

Auch die Folgevarianten bilden Beispiele für eine diätgerechte Ernährungsgrundlage, die auf den jeweiligen Kalorienbedarf nach oben oder unten angepasst werden sollen. Im Fall einer Anpassung werden die Kalorien mit Kohlenhydraten gefüllt.

Die Varianten orientieren sich an den unteren Fettgrenzen von 40 bis 60 g Fett. Ein 80 kg schwerer Athlet deckt mit den Varianten den Eiweißbedarf von mindestens 2 g/kg

Körpergewicht, der in der Diät gedeckt werden sollte. Nötige Mikronährstoffe werden aus dem beinhalteten Gemüse und Obst gewonnen. Es wird zudem auf natürliche Fettquellen (essentielle Fettsäuren), wie Nüsse und Fisch, zurückgegriffen. Die Kohlenhydrate variieren aus den Quellen wie Haferflocken, Reis oder Kartoffeln.

Zusätzlich sinnvolle Ergänzungen von Omega-3-Fettsäuren und Mikronährstoffen (Vitamine und Spurenelemente) werden nicht gesondert aufgeführt, sollten aber Beachtung und Anwendung finden.

3.4 Abschlussbeurteilung des Timings

Um das Kapitel abzuschließen sei darauf hingewiesen, dass es beim Timing der Nährstoffe kein richtig oder falsch gibt. Wann genau die Mahlzeiten eingenommen werden hängt stark von der Alltagsplanung eines Athleten ab. Oft wird das Thema auch einfach falsch verstanden und interpretiert. Trainiert ein Athlet gerne morgens, so wird er im optimalen Fall im Anschluss Nährstoffe zuführen. Der Athlet kann also pauschal urteilen und behaupten, dass das Frühstück die wichtigste Mahlzeit des Tages sei. In seinem Fall hat er damit auch recht, denn er benötigt zu diesem Zeitpunkt die Nährstoffe. Im Gegenzug kann ein anderer Athlet behaupten, die wichtigste Mahlzeit wird mittags konsumiert. Auch hier kann der Athlet vollkommen im Recht sein, wenn dieser z. B. sein Workout zur Mittagszeit absolviert. Es ist also immer dann wichtig Nährstoffe zuzuführen, wenn ein Bedarf vorhanden ist. An einem trainingsfreien Tag wäre das der Zeitraum nach einer längeren Periode ohne Nahrung. Im Grunde zeichnet sich das Nährstofftiming nicht durch großes Wissen und Evidenz, sondern Logik aus. Kohlenhydrate sind Energielieferanten, also werden diese zugeführt, wenn Leistung erbracht werden soll oder die Energiespeicher gefüllt werden müssen, weil diese geleert wurden. Ist die Proteinsynthese in einem anabolen Fenster erhöht, dann ist es sinnvoll Protein zuzuführen. Auch Fette haben definierte Aufgaben, wie im Zuge des Transportes und der Aufnahme fettlöslicher Vitamine. Da sie die Verdauungsgeschwindigkeit hemmen sollten sie allerdings dort reduziert werden, wo andere Makronährstoffe schneller aufgenommen werden sollen.

4. Die Mikros

Nachdem die Bedeutung der Kalorienbilanz erläutert und einige Kenntnisse über die Makronährstoffe vermittelt wurden, soll auch die entscheidende Rolle der Versorgung von Mikronährstoffen für einen optimal funktionierenden Organismus erfolgen.

„Wir sind aus der Balance geraten, denn obwohl sich seit 40.000 Jahren die menschliche Gensoftware überhaupt nicht mehr verändert hat, wurde die Biostoffzufuhr für unsere 70 Milliarden Zellen in den letzten 40 Jahren komplett umgewälzt." (Strunz, Ulrich: „mineralien das erfolgsprogramm", 8. Auflage, heyne, 2003)

Unter Beachtung des Umstandes, dass sämtliche biochemische Abläufe im menschlichen Stoffwechselsystem erst funktionieren, wenn der Körper mit den lebensnotwendigen Nährstoffen versorgt wird, sollten bei einer bewussten Ernährungssteuerung neben den Makronährstoffen, auch die Mikronährstoffe einen gleichbedeutenden Fokus erhalten. Um den Stoffwechsel und das Immunsystem auch unter erschwerten Bedingungen, wie bei einer reduzierten Nahrungszufuhr und erhöhtem Leistungsumsatz, maximal zu aktivieren und zu gewährleisten, ist eine optimierte Zufuhr nötiger Vitamine und Mineralstoffe von besonderer Bedeutung. Im Gegensatz zu den Makronährstoffen, die man grammweise berechnet, kann ein Mikronährstoff, wie z. B. ein millionstel Gramm eines Spurenelementes bereits essentielle Stoffwechselabläufe beeinflussen.

4.1 Unterscheidung

Welche Mikronährstoffe gibt es und wie unterscheiden diese sich?

Mikronährstoffe			
Vitamine		*Mineralstoffe*	
Wasserlösliche Vitamine	Fettlösliche Vitamine	Mengenelemente *> 50 mg/kg Konzentration im Organismus*	Spurenelemente *< 50 mg/kg Konzentration im Organismus*
Vitamin B1 (Thiamin) Vitamin B2 (Riboflavin) Vitamin B3 (Niacin) Vitamin B5 (Pantothensäure) Vitamin B6 (Pyridoxin) Vitamin B7 (Biotin) Folsäure Vitamin B12 (Cobalamin) Vitamin C (Ascorbinsäure)	Vitamin A (Retinol) Vitamin D (Cholecalciferol) Vitamin E (Tocopherol) Vitamin K (Phyllochinon)	Calcium (Ca) Kalium (K) Natrium (Na) Magnesium (Ma) Phosphor (P) Schwefel (S) Chlor (Cl)	Chrom (Cr) Cobalt (Co) Eisen (Fe) Iod (I) Kupfer (Cu) Mangan (Mn) Molybdän (Mo) Selen (Se) Silicium (Si) Zink (Zn)

Wie die Tabelle darstellt, unterteilen sich Mikronährstoffe in die Vitamine und Mineralstoffe. Vitamine sind organische Verbindungen, die nur in kleinen Teilen vom Körper selbst bzw. gar nicht synthetisiert werden und daher über die Nahrung zugeführt werden müssen. Alle Vitamine haben eigenständige Funktionen, die gegenseitig nicht ersetzt werden können. Sie können bei gleichzeitiger Einnahme allerdings synergetisch wirken. Die Vitamine untereilen sich in Wasserlösliche und Fettlösliche. Die fettlöslichen Vitamine (bis auf Vitamin K) können im Körper gespeichert werden. Die wasserlöslichen Vitamine (bis auf Vitamin B12) werden nach der Aufnahme verbraucht und ausgeschieden, wenn der Organismus sie nicht benötigt. Gerade der Bedarf an den wasserlöslichen Vitaminen ist aufgrund der fehlenden Speicherkapazität bei Intensivsportlern deutlich erhöht. Der „kurzfristige" erhöhte Vitaminbedarf ist somit auch durch eine erhöhte Zufuhr zu decken. Eine über den Bedarf gegebene Zufuhr an wasserlöslichen Vitaminen führt zu einer Ausscheidung über die Nieren. Ein akuter oder chronischer Mangel hingegen kann von der anfänglichen Speicherleerung im Verlauf bis zu metabolischen Störungen führen. Auch die Mineralstoffe müssen dem Körper von außen zugeführt werden, allerdings handelt es sich hierbei um anorganische Nährstoffe. Die Mengenelemente werden in höheren Mengen benötigt, als die Spurenelemente. Gerade für Sportler liegt das Hauptaugenmerk auf den Elektrolyten, also den Mengenelementen Natrium, Kalium, Calcium und Magnesium. Die Bedeutung und Einnahme von einigen dieser Elektrolyten wird daher noch genauer erläutert.

4.2 Richtwerte

Welche Richtwerte werden für den Tagesbedarf empfohlen?

Für den europäischen Raum wurden durch das europäische Parlament und den europäischen Rat in der Verordnung (EU) Nr. 1169/2011 folgende Referenzmengen für die tägliche Zufuhr von Vitaminen und Mineralstoffen bestimmt (Anhang XIII Teil A):

Mikronährstoff	**Tagesbedarf**
Wasserlösliche Vitamine:	
Vitamin B1 (Thiamin)	*1,1 mg*
Vitamin B2 (Riboflavin)	*1,4 mg*
Vitamin B3 (Niacin)	*16 mg*
Vitamin B5 (Pantothensäure)	*6 mg*
Vitamin B6 (Pyridoxin)	*1,4 mg*
Vitamin B7 (Biotin)	*50 µg*
Folsäure	*200 µg*
Vitamin B12 (Cobalamin)	*2,5 µg*
Vitamin C (Ascorbinsäure)	*80 mg*
Fettlösliche Vitamine:	
Vitamin A (Retinol)	*800 µg*
Vitamin D (Cholecalciferol)	*5 µg*
Vitamin E (Tocopherol)	*12 mg*
Vitamin K (Phyllochinon)	*75 µg*
Mengenelemente:	
Calcium (Ca)	*800 mg*
Kalium (K)	*2000 mg*
Chlorid	*800 mg*
Magnesium (Ma)	*375 mg*
Phosphor (P)	*700 mg*

Spurenelemente:	
Chrom (Cr)	*40 µg*
Eisen (Fe)	*14 mg*
Iod (I)	*150 µg*
Kupfer (Cu)	*1 mg*
Mangan (Mn)	*2 mg*
Molybdän (Mo)	*50 µg*
Selen (Se)	*55 µg*
Zink (Zn)	*10 mg*

Für den deutschen Raum gibt unter anderem die DGE (Deutsche Gesellschaft für Ernährung) einen Überblick über die empfohlene Zufuhr von Nährstoffen:

Mikronährstoff	**Tagesbedarf**	
	männlich	*weiblich*
Wasserlösliche Vitamine:		
Vitamin B1 (Thiamin)	*1,2 - 1,3 mg*	*1 mg*
Vitamin B2 (Riboflavin)	*1,3 - 1,4 mg*	*1 - 1,1 mg*
Vitamin B3 (Niacin)	*15 - 16 mg*	*11 - 13 mg*
Vitamin B5 (Pantothensäure)	*6 mg*	*6 mg*
Vitamin B6 (Pyridoxin)	*1,6 mg*	*1,4 mg*
Vitamin B7 (Biotin)	*30 - 60 µg*	*30 - 60 µg*
Folsäure	*300 µg*	*300 µg*
Vitamin B12 (Cobalamin)	*4 µg*	*4 µg*
Vitamin C (Ascorbinsäure)	*110 mg*	*95 mg*
Fettlösliche Vitamine:	*1 mg*	*0,8 mg*
Vitamin A (Retinol)	*20 µg*	*20 µg*
Vitamin D (Cholecalciferol)	*13 - 15 mg*	*12 mg*
Vitamin E (Tocopherol)	*70 - 80 µg*	*60 - 65 µg*
Vitamin K (Phyllochinon)		
Mengenelemente:	*1500 mg*	*1500 mg*
Natrium (Na)	*1000 mg*	*1000 mg*

Calcium (Ca) Kalium (K) Chlorid Magnesium (Ma) Phosphor (P)	*4000 mg* *2300 mg* *350 - 400 mg* *700 mg*	*4000 mg* *2300 mg* *300 - 310 mg* *700 mg*
Spurenelemente: Eisen (Fe) Iod (I) Selen (Se) Zink (Zn)	*10 mg* *180 - 200 µg* *70 µg* *11 - 16 mg*	*15 mg* *180 - 200 µg* *60 µg* *7 - 10 mg*

Anhand der beiden Tabellen ist zu entnehmen, dass sich die Richtwerte in Abhängigkeit der Institution und geographischen Zuordnung unterscheiden. Die DGE differenziert zudem das Geschlecht für die jeweilige Nährstoffempfehlung. Die Empfehlung basiert auf der Annahme eines täglichen Energiebedarfs von 2000 kcal und einer vorbestimmten Nährstoffverteilung (nach der DGE 60 % Kohlenhydrate, 10 % Eiweiß und 30 % Fett). Die ermittelten und empfohlenen Richtwerte sind definiert als Mengen, die zur Aufrechterhaltung aller Körperfunktionen des Organismus nötig sind. Ermittelt werden diese aus objektivierbaren und naturwissenschaftlichen Gründen. Es handelt sich demnach um eine Minimalversorgung, die sich aus der Errechnung des Gesamtdurchschnitts einer Bevölkerung ergibt. Dieser Umstand erklärt demnach auch, dass sich aus geographischen bzw. klimatischen Gründen andere Referenzwerte ergeben. Deutschland hat dementsprechend andere Referenzwerte des Vitamin D, als sonnenreichere Regionen, da Deutschland zu den Vitamin D-Mangelgebieten zählt. Gerade im Zeitraum von Oktober bis März bilden in Deutschland lebende Menschen kaum Vitamin D über die Haut und sind mehr oder minder auf eine zusätzliche Versorgung angewiesen und haben einen höheren Bedarf, als Menschen in den südlichen Regionen.

Der Bedarf an Nährstoffen eines Menschen der intensiven Sport betreibt und eine nahrungsreduzierte Diät durchführt ist höher, als bei einer Durchschnittsberechnung zur Ermittlung der Mindestversorgung. Die ermittelten Nährstoffempfehlungen sind daher unabhängig von der jeweiligen Institution, als Mindestmengen zu verstehen und dienen ausschließlich der Orientierung zur Ermittlung des eigenen individuellen Bedarfs. Gerade der Bedarf der wasserlöslichen Vitamine und der Elektrolyte ist deutlich höher als in den Tabellen angegeben. Die Faktoren für eine Erhöhung der jeweiligen Nährstoffe sind allerdings zu individuell, um diese auf die Richtwerte für die Allgemeinheit zu übertragen. Unter Beachtung dieser Umstände sind die jeweiligen Tabellen zu bewerten und auf die eigenen Bedürfnisse zu übertragen.

4.3 Lebensmittel

Welche Lebensmittel enthalten ausgewählte Mikronährstoffe für einen Sportler in höheren Mengen?

Grundsätzlich gilt, je unverarbeiteter ein Lebensmittel ist, desto höher ist auch der Mikronährstoffgehalt. Dazu zählen alle natürlichen Lebensmittel, die keine Zutatenliste enthalten, wie klassischerweise Obst und Gemüse. Verarbeitete Lebensmittel enthalten in der Regel wenige Mikronährstoffe und von denen die enthalten sind, gehen bei der Verarbeitung ca. 60 bis 80 % verloren.

Mikronährstoff	**Lebensmittel**	**Menge**
Vitamin C	Acerola	Bis zu 4800 mg in 100 g
	Paprika	140 mg in 100 g
	Brokkoli	115 mg in 100 g
Magnesium	Kürbiskerne	400 mg in 100 g
	Nüsse	bis zu 350 mg in 100 g
	Banane	100 mg in 100 g
Kalzium	Mandeln	250 mg in 100 g
	Milchprodukte	85 – 120 mg in 100 g
Kalium	Weiße Bohnen	1340 mg in 100 g
	Linsen	810 mg in 100 g
	Spinat	635 mg in 100 g
	Brokkoli	465 mg in 100 g
	Kartoffeln	445 mg in 100 g

Selen	Kokosnuss Thunfisch Vollkornreis	840 µg in 100 g 130 µg in 100 g Bis zu 70 µg in 100 g
Iod	Algen Seelachs	200 µg in 4 g 200 µg in 48 g 200 µg in 400 g
Zink	Eier Linsen Fleisch Paranüsse	1,5 mg in 100 g 5 mg in 100 g 2 - 3 mg in 100 g 4 mg in 100 g

Der Bedarf an Mikronährstoffen wird bei einer ausgewogenen und mikronährstoffreichen Ernährung in der Regel gedeckt. Ein erhöhter Leistungsumsatz (Sport) und eine kalorienreduzierte Diät sind allerdings Ausnahmen bei denen der Mikronährstoffbedarf erhöht ist, da deutlich mehr Mikronährstoffe ausgeschieden werden. Gerade bei wasserlöslichen Vitaminen und den Elektrolyten ist ein Mangel im Rahmen dieser Ausnahmen garantiert. Im Folgenden wird auf die Mikronährstoffe gesondert hingewiesen, bei denen auf eine erhöhte Zufuhr geachtet werden sollte.

4.4 Vitamin C, D & K

Das Vitamin C oder auch die Ascorbinsäure hat starke antioxidative Eigenschaften und kann zudem das Cortisol im Körper senken. Da es sich um ein wasserlösliches Vitamin handelt, muss es stetig zugeführt werden. Gerade für Athleten hat es als Zusatzeinnahme seine Daseinsberechtigung, da es neben den genannten Eigenschaften zahlreiche Syntheseleistungen, wie die Bildung von Kollagen, Verbesserung der Eisenabsorption, Beteiligung an Entgiftungsprozessen und natürlichen Erhöhung der körpereigenen Abwehr liefert. Die Einnahme von Grammdosierungen werden zur Bekämpfung freier Radikale und Cortisolsenkung genutzt, um den Zellschutz zu verbessern und das Stresslevel zu senken. Gerade in der Diät und bei zunehmender Belastung sollte der Stress außerhalb der Trainingseinheiten minimiert werden, um die Regeneration sicherzustellen.

Das Vitamin D muss gesondert genannt werden, da Deutschland ein Vitamin D-Mangelland darstellt und die Bevölkerung einen chronischen Mangel aufweist. Theoretisch kann der gesamte Bedarf an Vitamin D über die Synthese der Haut erfolgen und diesen decken. Da der Prozess für den Menschen allerdings abhängig von den geographischen und klimatischen Voraussetzungen ist, kann die Synthese, aufgrund fehlender Sonneneinstrahlung, nur bedingt oder zu gewissen Jahreszeiten gar nicht erfolgen. Um die physiologischen Funktionen des Vitamin D (Aufnahme von Calcium und Phosphat, Zellwachstum, Beeinflussung verschiedener Drüsen und deren Sekretion wie Insulin, Schilddrüsenhormon, Immunmodulation) zu erfüllen, ist eine zusätzliche Einnahme von Vitamin D, die deutlich über der DGE-Empfehlung liegen sollte, sinnvoll. In einigen Fällen muss die tägliche Aufnahme bei mehreren tausend Einheiten liegen, um geleerte Speicher zu füllen und die Versorgung zu decken. Menschen, bei denen die Haut stärker pigmentiert ist, sind noch stärker mangelgefährdet.

Auch eine Aufnahme von Vitamin D über die Ernährung gestaltet sich schwierig, da es in Lebensmitteln kaum enthalten ist. Fetthaltige Fischsorten enthalten Vitamin D, jedoch ist der Gehalt des Vitamins in dem Fisch abhängig davon, zu welcher Jahreszeit die Fische gefangen wurden, denn diese produzieren (wie der Mensch) nur Vitamin D, wenn sie zuvor entsprechender UV-Bestrahlung ausgesetzt waren, um dieses zu synthetisieren.

Eine ausreichende Versorgung über die Eigensynthese und Ernährung in Mangelländern kann als recht unrealistisch betrachtet werden. Dennoch sollte der genaue Anteil an Vitamin D im Körper über eine Blutanalyse erfolgen, um die Ergänzung zu optimieren und den möglichen Fall einer Überdosierung (Hypercalämie) zu verhindern. Bei einer zusätzlichen Aufnahme von Vitamin D durch ein Nahrungsergänzungsmittel sollte auf ein Kombiprodukt von Vitamin D und K gesetzt werden. Die kombinierte Einnahme ist gerade bei erhöhter Gabe von Vitamin D anzuraten, da die Einzeldosis von Vitamin D zu einem Mangel an Vitamin K führt. Die gleichzeitige Einnahme der Vitamine hat zudem einen synergetischen Effekt der Funktionen. Das Vitamin K beteiligt sich unter anderem an der Synthese von Blutgerinnungsfaktoren und des Knochenproteins Osteocalcin.

4.5 Elektrolyte

Bei Elektrolyten befinden wir uns im Segment der Mengenelemente, die separat genannt werden, weil diese für alle Menschen mit einem erhöhten Leistungsumsatz eine gesonderte Rolle einnehmen, denn diese Salze, Basen und Säuren übernehmen im Körper die Regulierung der Nerven- und Muskelfunktionen sowie den Säure-Basen-Wasserhaushalt. Wichtig ist, dass die Elektrolyte immer im Gleichgewicht sind, um den Wasserhaushalt des Körpers zu regulieren. Kommt es zur körperlichen Belastung und Schweißabsonderung, gehen deutliche Mengen an Elektrolyten verloren und müssen in entsprechenden Mengen „aufgefüllt" werden. Die wichtigsten Elektrolyte für einen Sportler und seinen Wasserhaushalt sind die positiv geladenen Kationen:

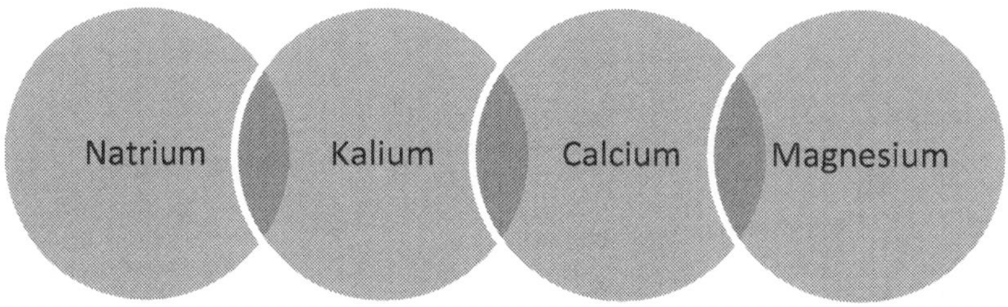

Der Körper besteht zu 60 % aus Wasser, welches über die genannten Elektrolyte in die Zellstrukturen verteilt und über die Niere reguliert wird. Um den Wasserhaushalt bei Ausscheidung immer wieder auszugleichen, müssen die Elektrolyte in einem Gleichgewicht bestehen. Ein Mangel ist bei starker körperlicher Belastung immer die Folge, da vermehrt Elektrolyte über den Schweiß ausgeschieden werden. Je nach Veranlagung ist es möglich, dass ein Athlet bis zu 2,5 Liter Schweiß pro Stunde bei körperlicher Belastung produziert.

Ausscheidung von Elektrolyten bei körperlicher Belastung:

Spurenelement:	**Verlust je Liter Schweiß:**
Natrium	Bis zu 1800 mg
Kalium	Bis zu 300 mg
Magnesium	Bis zu 40 mg

Ob ein Mineralmangel außerhalb von Flüssigkeitsverlusten vorliegt kann mit Teststreifen aus der Apotheke ermittelt werden. Der Teststreifen prüft dazu die ausgeschiedenen Säuren und Basen im Urin. Ein Mineralmangel geht mit ausgeschiedenen Säuren im Urin einher, daher wird im gleichen Zug auf einen Mineralmangel in den Zellen geschlossen. Die Teststreifen zeigen einen ph-Wert an, der im neutralen Bereich zwischen sieben und maximal acht liegen sollte. Ausgeglichene Elektrolyte sorgen also für eine optimale Verteilung des Gesamtkörperwassers und der Säure-Basen-Balance.

4.5.1 Natrium

Die zusätzliche Aufnahme für ein Gleichgewicht des Elektrolythaushaltes ist in Deutschland nur bedingt nötig, da Salz kein Mangelnährstoff ist. Die verarbeiteten Nahrungsmittel enthalten alle hohe Mengen an Kochsalz und Natrium. Der Hintergrund liegt nicht nur an dem Umstand der Geschmacksverstärkung, sondern auch daran, dass das Salz die Lebensmittel deutlich länger haltbar macht. Wird vermehrt auf verarbeitete Nahrungsmittel zurückgegriffen, ist eine Dysbalance von Natrium und Kalium die Regel, da der Salzkonsum zu hoch ist, solange nicht aktiv dagegen gesteuert wird. Aus der Sicht des Diätansatzes und auch aus gesundheitlicher Perspektive sollte der Salzkonsum reguliert werden. Der Konsum von 10 g Salz bindet ca. einen Liter Wasser im Körper, ähnlich wie es bereits vom Effekt der Kohlenhydrate bekannt ist. Die WHO empfiehlt den täglichen Konsum von Salz auf weniger als fünf Gramm zu reduzieren. Die DGE liegt mit ihrer Empfehlung bei recht ähnlichen sechs Gramm für den täglichen Konsum. Die vorherige Tabelle zeigt, dass die nötige Nährstoffzufuhr an Natrium bei nur 1500 mg liegt. Die Affinität von Salz zu Wasser, als auch zu den Elektrolyten, ist recht individuell, daher ist eine Empfehlung für den Salzkonsum eher schwierig. In der Diät sollte das Salz gering gehalten werden, darf jedoch auch nicht verteufelt werden, denn es hat auch klare Vorzüge, die im Kapitel „Pre-Workout“ noch beleuchtet werden. Eine zusätzliche Aufnahme von Salz ist im Regelfall allerdings nicht nötig, da die Nahrung über ausreichende Mengen verfügt und eher zu viel Salz, als zu wenig konsumiert wird.

Gerade in der Anfangsphase einer Diät mit einhergehender Ernährungsumstellung ist die Abnahme von mehreren Kilos in wenigen Tagen die Regel, da gebundenes Wasser ausgeschieden wird. Eine Erhöhung des Kaliumgehaltes bei gleichzeitiger Natriumreduktion hat den doppelten Effekt einer Wasserausscheidung. Es wird weniger Wasser durch Natrium gebunden und mehr Wasser durch das Kalium ausgeschieden. Der Umstand soll nicht zu einer Dysbalance motivieren. Entscheidend sind immer das Zusammenspiel der Mineralien und ein ausgeglichenes Verhältnis, damit das Wasser in die Zellen transportiert wird und diese hydriert. Die benötigte Menge an den Elektrolyten unterscheidet sich jedoch, um für ein ausgeglichenes Verhältnis zu sorgen. Beim Kalium und Natrium liegt das Verhältnis für einen Ausgleich z. B. bei fünf zu eins.

4.5.2 Kalium

Das Kalium ist dementsprechend an der Körperfunktion der Zellhydration, wie bereits durch das Elektrolytprinzip bekannt, an der Regulation der Protein- und Glykogensynthese und der Blutdruckregulation beteiligt. Eine erhöhte Ausscheidung des Kaliums kann aus einem zu hohen Phosphatgehalt resultieren. Der Kaliumwert kann sich alleine durch den Konsum von Obst und Gemüse deutlich erhöhen. Eine zusätzliche Supplementierung ist wieder einzelfallabhängig. Für den Athleten ist das Kalium von Interesse, da es vom Körper für den Aufbau von Muskelglykogen und Adenosintriphosphat (ATP) gebraucht wird. Ein Mangel würde also unweigerlich die Leistung im Training beeinflussen und auch die Regenerationsphasen verlängern.

4.5.3 Magnesium

Das Hauptaugenmerk aller Athleten sollte auf dem Magnesium liegen, denn dieses beteiligt sich essentiell an über 300 enzymatischen Reaktionen des Stoffwechsels und ist somit quasi an allen Stoffwechselbereichen des menschlichen Körpers beteiligt. Vorweg kann bereits festgehalten werden, dass die zusätzliche Aufnahme von Magnesium in der Diät und bei erhöhtem Leistungsumsatz Pflicht sein sollte. Es hat nur eine sehr geringe Toxizität, daher ist eine Überdosierung kaum möglich, gerade wenn es ohnehin schon zu erhöhter Ausscheidung kommt. Die Nebenwirkungen im Falle einer Überdosierung belaufen sich auf eine abführende Wirkung, also im schlimmsten Fall weichen Stuhl oder flüssigen Stuhlgang. Die Nebenwirkungen bei einem akuten Mangel dagegen reichen von Krämpfen bis zu Herzrhythmusstörungen. Der Magnesiumbedarf erhöht sich allerdings nicht nur bei erhöhter körperlicher Leistung, sondern auch bei Stress und allen stressbedingten Faktoren, wie z. B. zu wenig Schlaf oder mangelnde Regeneration. Das Natrium und Phosphat fördern die Magnesiumausscheidung. Fette vermindern die Magnesiumaufnahme, was bei der Einnahme mit der Nahrung beachtet werden sollte. Der Zeitpunkt der Aufnahme an Magnesiumpräparaten ist nicht spezifisch. Wichtig ist, dass es frühzeitig konsumiert wird und nicht erst, wenn der Mangel besteht. Auch vor dem Schlafen eignet sich die Einnahme, da es überreizte Nervenleitbahnen beruhigt und die Muskeln entspannt. Weit verbreitet ist die Einnahme bei Muskelkrämpfen, wobei hier angemerkt werden muss, dass der Einnahmezeitpunkt bei bereits bestehender Mineralmangelsymptomatik der Falsche ist, denn dann ist es eindeutig zu spät. Der Elektrolythaushalt sollte immer im Gleichgewicht bestehen, daher ist dieser vor den Belastungen bereits auszugleichen, so dass einem Mangel vorgebeugt wird. Muskelkrämpfe im Rahmen von Belastungen sind allerdings nicht immer auf Magnesiummangel zurückzuführen. Auch die vorherige Einnahme von Taurin kann Muskelkrämpfen bei Belastungen entgegenwirken.

99 % des Magnesiums im Körper steckt in den Knochen, der Muskulatur, den Nerven und den Zellen, daher verfügt der Körper nur über ein Prozent an freiem Magnesium in der Blutbahn. Optimalerweise sollten die 99 % des im Körper befindlichen Magnesiums auch dort verbleiben. Eine Abgabe schränkt die Zellfunktion ein, daher sollten Knochen und Muskeldepots immer gefüllt sein, damit das freie Magnesium für die Funktionserhaltung zur Verfügung steht. Wer Interesse an der Überprüfung seiner Blutwerte hat, sollte einen Magnesium-Blutspiegel von 0,90 bis 1,10 mmol/l für optimal gefüllte Zelldepots aufweisen. Ein Mangel wird bereits bei Werten von 0,75 bis 0,90 mmol/l definiert und akuter Mangel liegt im Bereich von 0,50 bis 0,75 mmol/l.

Das Magnesium trägt einen deutlichen Anteil zu unserer Leistungsfähigkeit bei. Es wird bei der Energieproduktion in den Mitochondrien gebraucht. Je mehr Magnesium zur Verfügung steht, umso funktionsfähiger sind diese. Auch hier ist anzumerken, dass die ATP-Energieproduktion, wie beim Kalium, bei einem Mangel erheblich gedrosselt ist. Ein hoher Magnesiumgehalt begünstigt zudem den Transport von Zucker durch Insulin in die Zellen, wodurch sich die Nährstoffverwertung also optimiert. Hervorhebend zu nennen ist dann noch die Energieproduktion des Herzens, welche von einer ausreichenden Magnesiumversorgung bestimmt wird. Die Reizweiterleitung in den Nerven ist abhängig vom Magnesium und hält das Herz rhythmisch. Das Magnesium verbessert die Sauerstoffversorgung in den Herzmuskelzellen, entspannt die glatte Muskulatur, weitet die Blutgefäße und senkt somit den Blutdruck. Zudem ist bei einer ausreichenden Versorgung die Blutgerinnung geringer. Ernährungsbedingt ist Magnesiummangel quasi eine Volkskrankheit, da zu wenig Magnesium und zu viel Salz aufgenommen wird.

Der Mangel bei Sportlern beruht auf der erhöhten Ausscheidung, auch bei angepasster Ernährung, so dass eine Blutauswertung zum Nachweis des Mangels überflüssig ist. Zu einem Mangel kommt es immer bei Flüssigkeitsverlust, Kalziumeinnahme, Herz-Kreislauferkrankungen, Sport, Stress und Phosphatkonsum (Alkohol und auch erhöhte Mengen Cola Light). Recht leicht zu erkennen ist ein Mangel an Symptomen wie Energieverlust (Kraft und Ausdauer), Müdigkeit, schwaches Nervensystem, Krämpfen, Verspannungen und Kopfschmerzen, diese können sich aber auch an Vitalwerten, wie dem Blutdruck ausdrücken. Um den Körper ausreichend zu versorgen ist das Magnesium als zusätzliches Nahrungsergänzungsmittel anzuraten und sollte ständiger Begleiter sein.

4.6 Selen, Iod und Zink

Selen und Iod übernehmen in einer Diät, in der untere Bereiche des Körperfettanteils angesteuert werden, eine Aufgabe zur Funktionserhaltung der Schilddrüse. Häufige und sehr intensive Diäten bedeuten für den Körper Dauerstress. Durch die Adaption des Stoffwechsels bei geringer Kalorienaufnahme produziert die Schilddrüse früher oder später weniger Schilddrüsenhormone. Eine ausgelöste Schilddrüsenunterfunktion hat die Folge eines dauerhaft gedrosselten Grundumsatzes. Dadurch werden weniger Kalorien verbrannt und innerhalb einer Diät muss mit erhöhtem Leistungsumsatz oder geringerer Kalorienzufuhr reagiert werden, um weitere Ergebnisse zu erzielen. Da die Vorgehensweise nicht bis ins Unendliche gesteuert werden kann wird in der Praxis eine Schilddrüsenunterfunktion diagnostiziert. Einhergehend werden Schilddrüsenhormone von einem Arzt verschrieben und oral eingenommen, um die Unterfunktion auszugleichen. Um eine Dauereinnahme von Hormonen zu verhindern und einer Unterfunktion vorzubeugen kann die Ergänzung von Selen und Iod Abhilfe verschaffen. Selen sorgt in der Schilddrüse für die Umwandlung von T4 (Schilddrüsenhormon Thyroxin) in seiner aktiven Form in T3 (Schilddrüsenhormon Trijodthyronin). Das T3 erhöht den Energieumsatz und sorgt somit für die Kalorienverbrennung. Ein angenommener „eingeschlafener" Stoffwechsel kann demnach auch auf eine Schilddrüsenunterfunktion hinweisen. Darüber hinaus hat das T3 eine Vielzahl weiterer Funktionen, wie die Wachstumsförderung von Haaren und Nägeln, Förderung von Hormonausschüttungen in den Organen, Stärkung der Knochensubstanz und Regulation des Wärmehaushaltes. Häufiges und intensives Frieren hat also auch nicht mit dem geringen Körperfettanteil zu tun, sondern kann ebenfalls ein Indiz für eine Unterfunktion sein.

Das Iod steht ebenfalls mit der intakten Funktion der Schilddrüse in Verbindung und reguliert zusammen mit dem Selen die Hormone T3 und T4. Es wird zudem in der Schilddrüse produziert und dort gelagert. Die Aufnahme an Iod über die Nahrung gestaltet sich als eher schwierig. Die Mengen an jodiertem Salz, um den Tagesbedarf an 200 µg zu erreichen, überschreiten deutlich den empfohlenen Salzbedarf. Für 200 µg müssten 10 kg Rindfleisch, 20 kg Kartoffeln oder 20 kg Brokkoli verzehrt werden. Die Mengen sind also eher als utopisch zu bewerten, um den Iod-Bedarf zu decken. Zu den Nahrungsmitteln, die den Bedarf realistisch decken könnten, zählen Fischarten wie Seelachs und Thunfisch oder Algen.

Das Decken des Bedarfs an Selen durch die Nahrung gestaltet sich ähnlich dem Iod, denn der Boden in Nordeuropa gilt als selenarm. Beide Spurenelemente sind also klassische Beispiele für eine Bedarfsdeckung durch Nahrungsergänzungsmittel. Eine weitere Funktion, die gerade in der Diät vorteilhaft genutzt werden kann, ist der Aufbau antioxidativer Enzyme zur Bekämpfung freier Radikale, die mit steigender Stressbelastung bedeutender wird, da sich diese deutlich erhöhen. Das Selen leistet demzufolge eine Art Zellschutz. Um die Eigenproduktion antioxidativer Enzyme zu gewährleisten sollte eine ausreichende Menge beider Spurenelemente aufgenommen werden. Ein ausreichender und effektiver Zellschutz kann durch antioxidative Enzyme, wie Zink, Mangan und Kupfer optimiert und mit den Antioxidantien Vitamin C und E aktiviert werden. Auf die gleichzeitige Einnahme von Selen und Vitamin C sollte verzichtet werden, da die Umwandlung in die bioverfügbare Form des Selens sonst ausbleibt. Ausnahmen bilden die Selen Formen S-methionin, Cystein und Hefe. Der Serum-Wert des Selens sollte bei 200 µg/l liegen. Die zusätzliche Aufnahme von Iod und Selen liegt jeweils im Bereich von 200 µg.

Das Zink kann man für Athleten als Geheimwaffe der Spurenelemente bezeichnen, denn es übernimmt in sämtlichen Stoffwechselvorgängen wichtige Aufgaben und beeinflusst in seiner Schlüsselfunktion maßgeblich die Produktion von Hormonen. Auch das Immunsystem ist abhängig von der Zinkversorgung sowie zu guter Letzt ein bestehender Zellschutz und die Zellvermehrung.

Warum ist gerade Zink für Athleten von besonderem Interesse?

Zink übernimmt eine Funktionsbeteiligung am Eiweißaufbau in allen Zellen, somit unter anderem auch beim Muskelwachstum. Ein Zinkmangel beeinflusst diverse für einen Athleten bedeutende Prozesse, wie die Wundheilung nach Verletzungen, Hormonproduktion, Insulinproduktion, Zellschutz und antioxidative Wirkung.

Der Körper benötigt das Zink nicht nur für die Produktion von Testosteron, sondern es hemmt in höheren Dosierungen auch das Enzym „Aromatase“. Je mehr Aromatase im Körper produziert wird, umso mehr wird von dem bestehenden Testosteron in das weibliche Hormon Östrogen umgewandelt. Umkehrschluss ist also, dass das Zink kein aktives Östrogen im Körper reduziert und auch kein Testosteron direkt erhöht, aber die Aromatasebildung hemmt, wodurch weniger des Testosterons zu Östrogen konvertiert. Zink ist also kein „Östrogenblocker“, sondern eine Möglichkeit die Aromatase natürlich zu hemmen, damit überhaupt weniger Östrogen umgewandelt wird. Die Aromatase setzt sich aus den Fettzellen frei, daher haben Männer mit einem höheren Körperfettanteil auch in der Regel einen höheren Östrogenspiegel. Mit sinkendem Körperfett reduziert sich demnach auch der Anteil an Aromatase. Ein Zinkmangel steht häufig auch mit abfallendem Testosteron in Verbindung und wird häufiger bei unfruchtbaren Männern festgestellt. Mit steigendem Testosteron steigert sich gleichzeitig auch die Lipolyse, wodurch das Fett aus den Zellen freigesetzt wird.

In Bezug auf das Immunsystem wirkt Zink gegen Viren, indem es die Virenhülle angreift, die Virenvermehrung verlangsamt und insgesamt eine antivirale Wirkung erzielt. Zink kann also als wirksames Mittel zur Stärkung des Immunsystems eingesetzt werden.

4.7 Notwendigkeit

Durch die erhöhte Aufnahme mikrostoffreicher (unverarbeiteter) Nahrungsmittel, wie z. B. Obst und Gemüse, wird die Leistungsfähigkeit deutlich verbessert und stoffwechselbedingte Prozesse des Körpers umgesetzt. Der Großteil des täglichen Bedarfs kann somit gedeckt werden. Bei einigen Mikronährstoffen ist der Bedarf in der Diät und durch die erhöhte körperliche Leistung allerdings höher, wie exemplarisch bei der Aufnahme von Elektrolyten, die auf die vermehrte Ausscheidung zurückzuführen ist. Andere Defizite ergeben sich aus mangelndem Inhalt in den Nahrungsmitteln oder klimatischen sowie geographischen Mangelumständen. Bei Mangelzuständen können neben der angepassten Ernährung in gezielter und erhöhter Dosierung Nahrungsergänzungsmittel eingenommen werden. Eine Grundlage zur Abdeckung aller Mikronährstoffe ist neben der mikronährstoffreichen Ernährung ein Multivitamin, welches als „Backup"-Schutz betrachtet werden kann. Der Mangel bei wasserlöslichen Vitaminen und Elektrolyten ist bei Athleten mehr oder minder garantiert. Das Auffüllen jeglicher Mikronährstoffe, die durch Flüssigkeitsverlust ausgeschieden werden, sollte stetig erfolgen und zu jedem Zeitpunkt gewährleistet sein.

Fettlösliche Vitamine und andere Mineralstoffe sollten vor einer erhöhten Ergänzung im Blut bestimmt werden, um den genauen Bedarf zu ermitteln und zu bewerten, ob eine zusätzliche Einnahme nötig ist. Die gesondert erläuterten Mikronährstoffe übernehmen spezifische Funktionen im Körper und bieten einem Athleten besondere Vorteile bei ausreichender Versorgung. In diesen Fällen kann die Einnahmemenge deutlich von den Durchschnittsempfehlungen abweichen, wie z. B. beim Vitamin C oder dem Zink.

5. Supps

Um in die Materie der Nahrungsergänzungsmittel bzw. Supplements (englische Bezeichnung) einzuleiten und zu wissen, um was es sich bei diesen Erzeugnissen überhaupt handelt, liefert die Nahrungsergänzungsmittelverordnung eine passende Definition:

§ 1 Absatz 1 Nr. 1 – 3 NemV:

Nahrungsergänzungsmittel im Sinne dieser Verordnung ist ein Lebensmittel, das

- *dazu bestimmt ist, die allgemeine Ernährung zu ergänzen,*
- *ein Konzentrat von Nährstoffen oder sonstigen Stoffen mit ernährungsspezifischer oder physiologischer Wirkung allein oder in Zusammensetzung darstellt und*
- *in dosierter Form, insbesondere in Form von Kapseln, Pastillen, Tabletten, Pillen und anderen ähnlichen Darreichungsformen, Pulverbeuteln, Flüssigampullen, Flaschen mit Tropfeinsätzen und ähnlichen Darreichungsformen von Flüssigkeiten und Pulvern zur Aufnahme in abgemessenen kleinen Mengen, in den Verkehr gebracht wird.*

Die erste und häufigste Frage, die sich den meisten Menschen allerdings stellt bzw. die man gestellt bekommt, ist:

Braucht man Nahrungsergänzungsmittel überhaupt?
-Nein-

Die Frage lässt sich kurz und schmerzlos beantworten, denn die Grundbedeutung von „brauchen" bezog sich in früheren Zeiten einmal auf „Nahrung aufnehmen". Es hatte also eine essentielle Bedeutung zum Überleben. Daraus resultiert zwangsläufig, dass der Mensch ausschließlich Wasser und Nahrung zum Überleben benötigt. Nahrungsergänzungsmittel sind zwar in großen Teilen nichts anderes als Nahrung, dennoch würde ich die Frage definitionsgemäß eher verneinen. Das ist natürlich etwas extrem dargestellt, soll aber verdeutlichen, was es bedeutet, etwas zwangsläufig zu „brauchen". Auch für das Erreichen einer muskulösen und fettfreien Körperform brauchen wir Supplements nicht zwangsläufig, jedoch können diese uns einen riesigen praktischen Nutzen bieten.

Gibt es ein Pulver oder eine Pille, welches mich durch die alleinige Einnahme zum Erfolg führt?
-Nein-

Gibt es effektive Nahrungsergänzungsmittel, die mich auf dem Weg zum Erfolg unterstützen?
-Klares Ja-

Fragen über Nahrungsergänzungsmittel müssen also deutlich präziser formuliert werden. Wenn also festgehalten wird, dass der Wasserkonsum und die Nahrungsaufnahme essentiell sind, sind es Nahrungsergänzungsmittel logischerweise nicht, allerdings ergänzen diese die Ernährung und können Defizite im Bereich der Makro- und Mikronährstoffzufuhr ausgleichen, unabhängig ob ein Mangel aus körperlichen Defiziten oder erhöhtem Leistungsumsatz resultiert. Gerade bei Menschen die vermehrt verarbeitete Lebensmittel konsumieren ist die Wahrscheinlichkeit sehr groß, dass zu wenige Mikronährstoffe aufgenommen werden. Ebenso ist die Wahrscheinlichkeit groß (oder auch garantiert), dass Sportler mit einem hohen Leistungsumsatz, der mit Flüssigkeitsverlust einhergeht, gerade wasserlösliche Vitamine und Mineralien in hohen Mengen ausscheiden.

Wie der Name eigentlich schon verrät handelt es sich bei Nahrungsergänzungsmitteln um Ergänzungen zur Vervollständigung der Ernährung, um die eigene Zufuhr von Makro- und Mikronährstoffen zu optimieren. Die alleinige Zufuhr von Nahrungsergänzungsmitteln wird nicht ausreichen, um die eigenen Ideale zu verwirklichen, kann die Umsetzung jedoch wahnsinnig vereinfachen. Gerade Proteinpulver, essentielle Aminosäuren oder Omega-3-Fettsäuren sind nichts anderes als Makronährstoffe, also Nahrungsmittel in isolierter bzw. konzentrierter Form. In Diäten in denen die Kalorienzufuhr reduziert wird und vermehrt auf qualitativ hochwertige Eiweißquellen gesetzt wird, eignen sich derartige Produkte idealerweise zur einfachen Optimierung der Makronährstoffzufuhr.

Der größte Vorteil, unabhängig von der Kategorie und des einzelnen Erzeugnisses, den die Nahrungsergänzungsmittel liefern ist die einfache, schnelle und unkomplizierte Einnahme, denn die Produkte sind verzehrfertig (siehe Definition „in dosierter Form“ & „Darreichungsform“) und können somit problemlos auch unterwegs eingenommen werden. Der Verbraucher spart sich beim Konsum also viel Zeit und Stress, da auf eine Zubereitung, wie beim Kochen, verzichtet werden kann. Auf den Punkt gebracht liefern gerade Produkte aus dem Bereich konzentrierter Makro- und Mikronährstoffe den riesigen „Benefit“, dass sie sehr praktisch sind. Gerade Personen die Schwierigkeiten haben größere Mengen Eiweiß durch die Ernährung aufzunehmen oder auch zu wenig Gemüse konsumieren, können sich an der schnellen Ergänzung durch Supplements bereichern. Auf der anderen Seite ist es Intensivsportlern oft kaum möglich den hohen Leistungsumsatz und einhergehende Mikronährstoffmängel allein durch die Ernährung auszugleichen. Eine schnelle und verfügbare Quelle an Vitaminen und Spurenelementen, gerade vor und nach dem Training, ist in fast allen Fällen notwendig und sinnvoll.

Die Einnahme von Erzeugnissen zur Gesundheitsförderung (Pflanzenextrakte, Enzyme etc.) ist in großen Teilen erforscht, jedoch sollte die Einnahme solcher Produkte durch die eigene Empfindung gesteuert werden. Einfach ausgedrückt: Die Einnahme sollte unabhängig von Studienlagen erfolgen, solange es dem Einzelnen hilft. Verbessert ein Erzeugnis den gesundheitlichen Zustand, dann steht an dieser Stelle die Praxis ganz klar über der Evidenz. Es sollte natürlich unterschieden werden, ob körperliche Mängel bereits bestehen oder der Verbraucher präventiv vorgehen möchte. Nicht jedes Produkt eignet sich für eine präventive Einnahme, daher sollte darauf geachtet werden, dass Produkte zielorientiert und nicht unnötig angewendet werden.

Einen großen Teil des Absatzmarktes in der Fitnessbranche macht mittlerweile der Verkauf von „Pre-Workout-Produkten“ zur Steigerung der Konzentration und Förderung der Durchblutung aus. Die Produkte sind kurz gesagt eine „Motivationshilfe“. Von einer Notwendigkeit kann keine Rede sein, dennoch können derartige Produkte die Motivation auch in kalorienreduzierten Diäten aufrechterhalten. Aus heutiger Sicht haben die Produkte eine Daseinsberechtigung, sind jedoch ganz klar der Kategorie Spaß und Luxus zuzuordnen. Das noch folgende Kapitel „Pre-Workout“ klärt nicht nur über gängige Substanzen aus dem Bereich der Nahrungsergänzungsmittel auf, sondern auch über solche, die als gesundheitsbedenklich einzustufen sind und daher gemieden werden sollten, auch wenn diese teilweise noch frei verkäuflich sind. Grundsätzlich gilt für gesundheitsunbedenkliche Substanzen das Motto „nice to have", aber nicht essentiell. Nahrungsergänzungsmittel zur Leistungssteigerung beschränken sich aus wissenschaftlicher und gesundheitsunbedenklicher Sicht auf das Kreatin. Alle anderen Erzeugnisse und Substanzen, die eine Leistungssteigerung, eine Fettverbrennung und/oder ein Muskelwachstum versprechen sind entweder wirkungslose Marketinggags oder Produkte mit illegalen Verunreinigungen. Um teuren Urin oder Gesundheitsschädigungen zu vermeiden, als auch das investierte Geld sinnvoller nutzen zu können, sollten solche Produkte gemieden werden. Die Produkte sind der Kategorie „Mülltonne" zuzuordnen und werden im entsprechenden Kapitel kurz erläutert. Die Ausführung kann dementsprechend kurz gehalten werden, da sich die einzige Verwendung derartiger Produkte auf die Brennsubstanz einer Müllverwertungsanlage beschränkt.

Um die Nahrungsergänzungsmittel dem Einsatzgebiet zuzuordnen und bei der Verwendung zu unterscheiden habe ich folgende Kategorisierung vorgenommen:

- **Nahrungsmittel zur Ergänzung der Makronährstoffe**
  - Proteinpulver und andere Darreichungsformen (Whey, Casein, Mehrkomponenten)
  - Diverse Proteinprodukte (Riegel etc.)
  - Aminosäuren (EAA, BCAA)
  - Omega-3-Fettsäuren
  - Kohlenhydratpulver und andere Darreichungsformen (z. B. Energieriegel aus Hafer, Dextrose in Brausetabletten, Cluster Dextrin, Wachsmaisstärke oder Maltodextrin Pulver)

- **Mikronährstoffe zum Ausgleich von Mängeln und Defiziten**
  - Alle Vitamine & Spurenelemente

- **Nahrungsergänzung zur Verbesserung des gesundheitlichen Zustandes und der Regeneration**
  - Diverse Darreichungsformen zur Aufrechterhaltung und Verbesserung der Vital- und Organfunktionen
  - Diverse Darreichungsformen zum Gelenkschutz und Knorpelbildung (z. B. Glucosamin, MSM, Kollagen)
  - Diverse Darreichungsformen zur Schlafverbesserung, Stressregulation & Regenerationsförderung (z. B. Melatonin, 5-HTP, Gamma-Aminobuttersäure, Ashwagandha Extrakt KSM-66, L-Theanin)

- **Leistungssteigerung**
  - Diverse Darreichungsformen zur Verbesserung von Kraft- und Ausdauerleistung (z. B. Kreatin)

- **Nahrungsergänzung zur Motivationsförderung**
  - Diverse Darreichungsformen zur Verbesserung der Konzentrationsleistung und Durchblutungsförderung (z. B. Pre-Workout-Produkte, Energydrinks, Koffein)

- **Nahrungsergänzung zur Anwendung als Brennsubstanz von Müllverwertungsanlagen**
  - Diverse Darreichungsformen mit aufwendigem Marketing und ohne angepriesene Wirkung oder mit gesundheitsbedenklicher Wirkung (z. B. Testosteron-Booster mit enthaltenem Tribulus Terrestris, Fatburner, Weight Gainer)

Achtung, an dieser Stelle sei darauf hingewiesen: Jegliche Beurteilungen oder Wertungen über Produkte und Substanzen spiegeln ausschließlich die Meinung des Autors wider.

5.1 Pre-Workout

Mit dem bestehenden Kaloriendefizit in der Diät und einhergehenden verbrauchten Energiereserven des Körpers werden hochanspruchsvolle, intensive Trainingseinheiten belastender. Je nach Typus kann sich eine Diät mit hohem Kaloriendefizit in einen Trägheitsmodus versetzen, als auch andersrum, in eine Phase in der man deutlich motivierter und fokussierter ist. Dennoch wird es für jeden Athleten in der Diät irgendwann einen Tag geben an dem ihn die Energiereserven verlassen und die Trägheit gewinnt, wie z. B. nach anspruchsvollen Arbeitstagen, nicht erholsamen Nächten oder auch einfach wegen tagesformabhängiger fehlender Motivation. Ein kleiner Joker können in diesem Fall fokusorientierte Pre-Workout-Drinks zur deutlichen Trainingsoptimierung sein, die zur Lösung verhelfen. Der Markt bietet mittlerweile eine Vielzahl von Fertigprodukten unterschiedlichster Matrizen von Substanzen aus dem Bereich der Nahrungsergänzungsmittel. Auf welche Substanzen zurückgegriffen werden kann und welche eher gemieden werden sollten, werde ich ausführlich darstellen.

Allgemein bedient ein Pre-Workout-Stack zwei Trainingsfaktoren. Zum einen die Fokus-, als auch Konzentrationssteigerung und zum anderen die Maximierung des Muskelpumps. Mit Fokussteigerung ist die Anregung bzw. Stimulation des zentralen Nervensystems gemeint. Die Anregung erfolgt überwiegend durch die Einnahme von Stimulanzien. Eine der weltweit am häufigsten konsumierten pharmakologisch aktiven Substanz und für die Pre-Workout-Mischung bedeutendste Hauptsubstanz zur Aktivitätssteigerung ist das Koffein. Auf den Pump, also die Steigerung der Durchblutung und Erhöhung des Blutvolumens in der angestrebten Zielmuskulatur, wird abschließend bei der Ausführung der Vaskularität genauer eingegangen. Zunächst befassen wir uns mit den Substanzen rund um die Fokussteigerung und warum ich dringlichst von konkreten Stimulanzien abrate.

5.1.1 1,3 & der Beginn der Hardcore-Ära

Die Informationen die nun folgen sollen nicht als Anleitung zum Missbrauch dienen, sondern in Bezug auf die Auswahl eines geeigneten „Pre-Workout-Booster“ dazu verwendet werden, gerade solche Produkte zu meiden, die auf ein beinhaltetes Amphetamin-Derivat hinweisen. Ferner sollen die gewonnenen Erkenntnisse genutzt werden, um gesundheitsgefährdende Inhaltsstoffe aus teils verschleierten Inhaltsangaben (Proprietary Blend) erkennen und bewerten zu können. Ich rate ausdrücklich von der Einnahme sämtlicher Produkte mit den Inhaltsstoffen ab, die ich nachfolgend benenne. Außerdem erkläre ich, dass es neben gravierenden gesundheitlichen Risiken, auch zu strafrechtlichen Folgen bis zu einem Ausschluss von Wettkampfathleten durch die Welt-Anti-Doping-Agentur kommen kann. Die Substanzen sind auch heute noch in vielen Fitnessprodukten enthalten, daher halte ich es für notwendig, die Inhaltsstoffe differenzieren und eigenständig beurteilen zu können, gerade weil dubiose Firmen und Anbieter mit attraktivem Design und großen Versprechungen werben. Ich beziehe mich in Teilen auf die Gefahrenbeurteilung der Verbraucherzentrale NRW, aber auch auf Anwenderberichte.

Ich erinnere mich an das Jahr 2010, wo die Hardcore-Booster einen regelrechten Hype in Deutschland erfuhren. Es gab keinen Hersteller, der für die FIBO (Fitness & Bodybuilding Messe) kein neues Release ankündigte. Die Produkte waren am letzten Tag der FIBO teilweise komplett ausverkauft. Die Nachfrage war riesig, dem Anwender damals allerdings nicht wirklich bewusst, welche Inhaltsstoffe enthalten waren und vor allem, was genau die Produkte so wahnsinnig potent machte. Geworben wurde damals wie heute mit einem *rasiermesserscharfen Fokus*, *anhaltendem Tunnelblick* und *extremen Energieschüben*. Die Werbung sollte recht behalten, aber um welchen Zauberwirkstoff handelte es sich eigentlich da genau? Die Frage sollte sich allerdings klären. Spätestens nach den ersten Verboten der Inhaltsstoffe. Der Trend kam wie so oft aus den USA. Bereits im Jahr 2005 veröffentlichte der Chemiker Patrick Arnold das Produkt mit dem alles begann und welches heute noch in aller Munde ist, wenn es um Hardcore-Pre-Workout-Produkte geht. Die Rede ist von "Jack3D" und dem enthaltenen Dimethylamylamine. Mit dem Release von Jack3D begann auch die Hardcore-Produkt-Ära, denn unzählige Hersteller sprangen auf den Zug auf und der Markt wurde mit der Substanz Dimethylamylamine überschwemmt. Die Food and Drug Administration reagierte mit einem Verbot erst im Jahr 2012. Warum es zu diesem Verbot kam, was diese Substanz genau ist und warum der Anwender mit dem heutigen Kenntnisstand auf die Einnahme verzichten sollte, möchte ich euch mit den Definitionen der Substanzen erläutern.

5.1.2 Dimethylamylamine (DMAA)

Im Jahr 2019 klärte die Verbraucherzentrale die Öffentlichkeit über das Risiko bei der Einnahme von Sportlerprodukten mit enthaltenem DMAA auf. Grundlegend handelt es sich beim 1,3-Dimethylamylamine oder auch Methylhexanamin um eine amphetaminähnliche Substanz. Vergleicht man die chemische Struktur wird sehr schnell deutlich, dass sich die Substanzen stark ähneln. Es wurde erstmals in den 1940er Jahren vom Pharmakonzern Lilly entwickelt und als Medikament in Form von Nasenspray (damaliger Produktname „Forthane") vermarktet. Wie bereits erwähnt wurde es ab dem Jahr 2005 als Nahrungsergänzungsmittel, wie zuerst durch Patricks Arnolds „Jack3D", verwendet, vorzugsweise um die Leistung im Kraftsport zu steigern. Oft wurde es auf der Zutatenliste nicht als 1,3-Dimethylamylamine oder Methylhexanamin aufgelistet, sondern als Geranium, Geranium-Extrakt oder auch Geranium-Öl. Zudem tauchten weitere Produkte mit enthaltenem Dimethylamylamine auf, die zur Gewichtsreduktion angewendet werden sollten. Das Bundesinstitut für Risikobewertung weist daraufhin, dass DMAA in Geranium-Öl nicht nachweisbar ist. Das bedeutet, dass enthaltenes DMAA vermutlich immer synthetisch hergestellt wurde und auch heute noch wird.

Das Nebenwirkungspotential und die Risiken wurden von der US-amerikanischen Food and Drug Administration anhand von eingegangen Berichten über unerwünschte Wirkungen in Verbindung mit dem Verzehr von DMAA-haltigen Produkten bewertet. Ebenfalls wurden Produkte mit der enthaltenen Substanz von dem Bundesinstitut für Risikobewertung wissenschaftlich bewertet. Der Wirkstoff verengt nach der Einnahme die Blutgefäße und Arterien. Die Folge ist eine Erhöhung des kardiovaskulären Widerstandes sowie Erhöhung des Blutdrucks. Durch die Druckerhöhung lässt sich ein kardiovaskuläres Ereignis in Form von Angina Pectoris (Brustenge) oder Herzinfarkt nicht ausschließen. Auch Hirnblutungen und ein Hirninfarkt (Schlaganfall) sind mit der Einnahme in Verbindung mit körperlicher Beanspruchung möglich. Humanstudien ergaben, dass gerade die Kombination mit Koffein zu einer Erhöhung des systolischen Blutdrucks führt. Es ist davon auszugehen, dass länger andauernde Gaben auch zu einer chronischen Blutdruckerhöhung führen.

Die Wirkungsweise ist mit der des Amphetamins zu vergleichen. Die Wirkung findet im Gehirn und Rückenmark statt. Der Sympathikus, also das Nervensystem, wird stimuliert und angeregt, indem die freigesetzte Menge an Neurotransmittern an den Nervenzellen (Synapsen) erhöht wird. Es kommt zur Freisetzung von Dopamin und Noradrenalin. Der Organismus versetzt sich in eine Handlungsbereitschaft, die sich in bemerkbar machenden Wirkungen wie erhöhter Wachheit, Aufmerksamkeit und zusätzlich gesteigerter Konzentrationsfähigkeit widerspiegelt. Auch Zustände der Euphorie sind möglich. Wie bereits die Nebenwirkungen zeigen wirkt sich die Substanz auch auf das Herz-Kreislaufsystem aus, indem sich die Gefäße verengen. Die Bronchien hingegen werden geweitet und Schleimhäute schwellen ab.

Die ersten Todesfälle durch DMAA wurden im Jahr 2012 bekannt. Der Fall von zwei US-Soldaten ist der bisher bekannteste. Die beiden US-Soldaten im Alter von 22 und 32 Jahren erlitten nach der Einnahme DMAA-haltiger Produkte während des Trainings einen Herzinfarkt und verstarben. Im gleichen Jahr erlitt ebenfalls ein US-Soldat nach der Einnahme von dem Produkt Jack3D einen Schlaganfall. Auch aus dem Ausdauersport sind Todesfälle bekannt, wie der einer 30-jährigen Marathonläuferin. Konsumiertes Produkt war wieder Jack3D. Die genannten Todesfälle sind nur einige Beispiele für die Folgen des Konsums von genannter Substanz, gerade in Verbindung mit Koffein, jedoch nicht abschließend.

Aus strafrechtlicher Sicht ist die Substanz folgendermaßen zu beurteilen. Nachdem es nach der Einnahme von Dimethylamylamine bekanntermaßen zu Todesfällen kam, wurde die Substanz auf dem europäischen Markt verboten. In den USA war sie bis zum Jahr 2013 im Rahmen des Bestandteils von Nahrungsergänzungsmitteln legal auf dem Markt zu erwerben, bevor die amerikanische Lebensmittelüberwachungs- und Arzneimittelbehörde (FDA) das Verbot durchsetzte. Das hat den Hintergrund, dass es nach dem Dietary Supplement Health and Education Act nicht nötig ist Nahrungsergänzungsmittel mit Pflanzenextrakten gesondert zuzulassen. Es bedarf also keiner Prüfung, da das DMAA von vielen Firmen nicht als synthetische Substanz, sondern als Geranien-Extrakt bzw. Öl einer pflanzlichen Quelle verschleiert wurde. Dies ist übrigens auch bei vielen anderen synthetischen Stimulanzien der Fall mit denen sich viel Geld verdienen lässt. Um sich einer gesonderten Prüfung zu entziehen, werden pflanzliche Extrakte, als

Deckmantel für die Designer-Stimulanzien angegeben, bis die Substanz aufgedeckt wird. In der Europäischen Union müssen auch pflanzliche Extrakte erst genehmigt werden, bevor sie offiziell auf den Markt gelangen. Das hat den Umkehrschluss, dass DMAA auf dem europäischen Markt nie verkauft werden durfte, da es nie verkehrsfähig war, denn die synthetische Substanz hatte keine Zulassung als Arzneimittel und war aufgrund fehlender Prüfung nicht als Nahrungsergänzungsmittel erlaubt. Das Verbot beschränkt sich allerdings auf den Verkauf und die Weitergabe. Dies kann innerhalb Deutschlands kontrolliert werden, der Hauptabsatz erfolgt allerdings im Internet. Die Vertreiber, die im Ausland sitzen, was bei den meisten der Fall ist, können nur schwer belangt werden. Die Produkte sind also weiterhin verfügbar, daher rate ich Athleten, durch die genannten Erkenntnisse, jedes Produkt zu hinterfragen und eigenständig zu analysieren. Der Besitz und auch die Einnahme haben für den Anwender keine strafrechtlichen Folgen. Es ist deutlich darauf hinzuweisen, dass es viele Hersteller gab, die das DMAA in diversen Produkten hinzusetzten, es allerdings nie kennzeichneten.

Aufgrund der stimulierenden und leistungssteigernden Effekte wurde DMAA im Wettkampf namentlich verboten und gehört zu den verbotenen Substanzen in der weltweiten Liste der Welt-Anti-Doping-Agentur (WADA). Allen Wettkampfathleten ist daher neben den gesundheitlichen und rechtlichen Folgen von der Einnahme abzuraten, da die Menge in einem Pre-Workout-Präparat zu einem positiven Dopingtest führt. Die Einnahme der Stimulanzien im Wettkampf führt demnach zu einem Ausschluss und einer Sperre für den Wettkampfsport.

5.1.3 Nachfolger

Nach dem Verbot von DMAA suchten die Hersteller schnell nach Alternativen, da die „alten“ Produkte weltweit zu riesigen Absätzen führten und einen regelrechten Boom auslösten, was die Kassen klingeln ließ. Die Lösung war recht simpel, denn man tauschte das DMAA in den Produkten einfach gegen ein verwandtes Amphetaminderivat aus, das die strukturelle Analogie zum DMAA besaß, aber noch keinem Verbot unterlag. Auch hier galt das rechtliche Prinzip des Dietary Supplement Health and Education Act. Die erste Nachfolgersubstanz war geboren, das 1,3-Dimethylbutylamin oder auch AMP-Citrat. Im Jahr 2014 klagten die ersten Konsumenten über gleiche unerwünschte Nebenwirkungen, wie sie durch das 1,3-Dimethylamylamine bereits hervorgerufen wurden. Die zuständigen Überwachungsbehörden reagierten deutlich schneller, als im Falle vom DMAA und das DMBA wurde in Deutschland am 05.02.2015 vom Bundesamt für Verbraucherschutz und Lebensmittelsicherheit (BVL) offiziell als nicht verkehrsfähig eingestuft. Es hat bis heute keine Arzneimittelzulassung und auch keine als Novel Food, daher darf es weder als Nahrungsergänzungsmittel noch als Arzneimittel verkauft werden. Die rechtliche Einordung orientiert sich, wie bei der des DMAA. Das nichtverkehrsfähige DMBA darf nur für den eigenen Zweck importiert werden. DMBA steht ebenfalls auf der Dopingliste der WADA.

Sollte die Substanz bei den Produkten innerhalb der Inhaltsstoffe ausgewiesen sein, so bedienen sich Hersteller oft einiger Synonyme, wie AMP, 2-Amino-4-methylpentan, Pentergy, 4-Methyl-2-pentanamin, 4-AMP oder auch nor-DMAA. Nach der Ausscheidung von DMAA und DMBA wurden die vom Markt verbannten Amphetaminderivate im Jahr 2015 durch eine weitere strukturverwandte Substanz, dem 1,5-Dimethylhexylamine (DMHA) ersetzt. Man spricht dieser Stimulans eine 90-prozentige Potenz des bekannten DMAA zu. In der Wirkungsweise kann man auf die Vorgänger verweisen, dennoch zeigten Tierversuche, dass das Nebenwirkungspotential deutlich geringer zu sein scheint und im Gegensatz zu den beiden ähnelnden Amphetaminderivaten wirklich in der Natur vorkommt und eben nicht nur auf synthetische Weise erzeugt wird. Eine Arzneizulassung gibt es bisher nicht, dennoch besteht bis heute kein Verbot durch die FDA, da die Voraussetzungen durch das Vorkommen der Substanz in der Natur die Grundvoraussetzungen für die Zulassung durch die FDA schaffen. Auch beim DMHA verwenden die Hersteller deutlich mehr Synonyme, als die eigentlich synthetische Bezeichnung. Ausgewiesen wird es unter anderem als Octodrine, Aconitum Kusnezoffii, Aconite extract, Kigelia africana, Walnut Bark Extract, 2-Amino-5-Methylheptan, Juglans Regia Extract oder eben AMP Citrat. Zwar ist die Substanz von der WADA (World Anti-Doping Agency) nicht als Stimulans auf der Verbotsliste genannt, dennoch wird sie als verwandte Verbindung eingestuft und ist daher für den Wettkampf verboten. Somit liefern Dopingkontrollen einen positiven Befund, da das 1,5-Dimethylhexylamine bzw. Octodrine im menschlichen Stoffwechsel zu der Verbindung Heptaminol verstoffwechselt wird und Heptaminol wiederum namentlich auf der Verbotsliste steht. Im Umkehrschluss sollten Wettkämpfer darauf achten, unter keinen Umständen mit dieser Substanz in Verbindung zu kommen. Und auch hier sei stark unterstrichen, dass es keine Gewährleistung dafür gibt, dass potentielle Produkte, auch wenn das Etikett etwas anderes deklariert, keine Amphetaminderivate enthalten. Ich rate sicherheitshalber dazu, auf amerikanische „Hardcore"-Produkte zu verzichten, da immer die Gefahr besteht, dass beinhaltete gesundheitsgefährdende Substanzen, oder welche die zu einem positiven Dopingtest führen, enthalten sein könnten. Sollte der Anbieter seriös sein und alle Inhaltsstoffe ausweisen, so habt ihr jetzt den Input den ihr braucht, um eigenständig filtern und entsprechend bewerten zu können.

5.1.4 Phenylethylamine

Dass man auf die Produkte dubioser Hersteller nicht zurückgreifen und bei vielen ausländischen Firmen aus dem osteuropäischen Raum lieber zweimal hinschauen sollte, zeigt der folgende Fall. Zudem wird noch einmal deutlich, wie skrupellos einige Hersteller von Pre-Workout-Produkten sind und dass in der Fitnessbranche viele schlichtweg Kriminelle ihr Unwesen treiben. Im Jahr 2015 veröffentlichte das Online-Fitness-Magazin Gannikus einen Artikel in dem darauf aufmerksam gemacht wurde, dass eine Designer Droge in dem Produkt „NOXpump" von Dorian Yates nachgewiesen wurde. Hintergrund war, dass mehrere Wettkampfathleten von der WADA getestet wurden und das Ergebnis positiv auf Amphetamine war. Die Urinproben als auch das Produkt wurden von Wissenschaftlern aus Polen gesondert untersucht. Die Analyse identifizierte die Substanzen N,N-dimethyl-2-phenylpropan-1-amine (N,N-DMPPA) und ß-methylphenethylamine (BMPEA), also Phenylethylamine, die mit der chemischen Struktur dem Amphetamin sehr ähnlich sind. Der Hersteller warb damit, dass in dem Produkt kein DMAA enthalten sei. Zudem waren die genannten Phenylethylamine in der Zutatenliste weder genannt, noch sonst irgendwo auf dem Produkt vermerkt. Die positiv getesteten Athleten dopten nicht vorsätzlich, da sie keine Kenntnis über die konsumierten Substanzen hatten. Der Ausschluss durch die WADA blieb allerdings aktiv. Jeder Athlet der auf Produkte zurückgreift, die nicht aus vertrauenswürdigen Quellen stammen, z. B. recht neue ausländische Firmen, deren Sortiment nur aus „Hardcore"-Fatburnern oder Pre-Workout-Boostern mit verschleierten Inhaltsstoffen (Proprietary Blend) bestehen, der riskiert seine Lizenz und Teilnahme an Wettkämpfen. Im Netz bin ich auf weitere Produkte mit enthaltenem N,N-DMPEA gestoßen. Die Hersteller verweisen teilweise auf die natürliche Gewinnung des Wirkstoffes aus der Eria Jarensis Pflanze. Es sollte jedem klar sein, dass der Wirkstoff synthetisch hergestellt wird. Die Substanz wird von den Anbietern klar als DMAA-Ersatz betrachtet und verwendet. Das N,N-DMPEA hat die gleiche Aufgabe, denn es dient zur maximalen Ausschüttung an Noradrenalin und Dopamin sowie Stimulation unseres Belohnungssystems. Die angegebenen Dosierungen liegen bei 75 mg bis zu 300 mg. Das Impressum der Hersteller wird bei allen gefundenen Produkten in den USA angegeben. Genauere Recherchen nach den Firmen erschweren sich allerdings, was ein deutliches Zeichen dafür ist, dass sich diese Firmen auch woanders befinden können. Andere Firmen finden sich tatsächlich in den USA wieder, wo die Rechtslage allerdings immer anders zu bewerten ist, als im EU-Raum. Produkte mit den genannten Inhaltsstoffen, mit erkennbarem „Grauzonen-Bereich" sowie derart unseriöse Firmen, sollten tunlichst gemieden werden.

Und damit wären auch alle Fragen rund um den damaligen Hype der Hardcore-Booster geklärt. Der Zauberstoff, der die Gymgänger zu der Zeit des Hypes fliegen ließ, war im Endeffekt nichts anderes, als ein Amphetaminrausch. Aus damaliger Sicht und mit dem nicht vorhandenen heutigen Wissen war der Konsum zur Einführung legitim. Auch objektiv betrachtet sind die Produkte für lange, intensive und auch schwere Einheiten natürlich effektiv, aufgrund ihrer vorhandenen Potenz. Unter Beurteilung des heutigen Wissensstandes kann man die Produkte aufgrund der hohen gesundheitlichen Gefahren, der rechtlichen Beurteilung und der namenhaften Verbotslistung durch die WADA selbstverständlich nicht mehr empfehlen und ausdrücklich von dem Konsum abraten.

5.1.5 Gesundheitlich unbedenkliche Stimulanzien

Nachdem die Stimulanzien thematisiert wurden auf die man besser verzichten sollte, folgen nun solche, die genutzt werden können, um den Fokus zu steigern und das Training zu optimieren. Die Hauptsubtanz für den Pre-Workout, um das zentrale Nervensystem gezielt zu stimulieren, die Konzentration zu fördern, als auch die Leistungsfähigkeit zu steigern, ist das Koffein. Die psychoaktive Substanz sollte jedem ein Begriff sein, denn fast jeder Mensch macht von ihr Gebrauch. Die psychoaktive Substanz ist ein Alkaloid, welches in natürlicher Form in Pflanzen vorkommt, aber auch synthetisch hergestellt wird. Natürliche Quellen sind die Samen des Guaranabaumes, Kaffeebohnen,

Kakaofrüchte, Nüsse des Kolabaums und Blätter von Teesträuchern. Synthetisches Koffein wird im Körper deutlich schneller absorbiert. Die genaue Bezeichnung dafür ist das 1,3,7-Trimethyl-2,6-purindion und in der Kurzform 1,3,7-Trimethylxanthin. Die Resorption erfolgt über den Magen-Darm-Trakt in die Blutbahn und steht dem Stoffwechsel mit 90 bis 100-prozentiger Bioverfügbarkeit nach ca. 45 Minuten zur Verfügung. Nach weiteren 15 bis 20 Minuten ist die maximale Plasmakonzentration erreicht. Die biologische Halbwertszeit liegt bei drei bis fünf Stunden. Die Hauptwirkungen des Koffeins sind die Anregung des Zentralnervensystems, Erhöhung der Herzfrequenz sowie Herztätigkeit, Blutdruckerhöhung, Bronchialerweiterung, Steigerung der Harnbildung, Anregung der Peristaltik und Verringerung der Blutfließgeschwindigkeit im Gehirn und im Darmbereich. Hierbei ist deutlich zu betonen, dass sich die Wirkung bei „Normaldosierungen" auf den angestrebten Bereich der Anregung des zentralen Nervensystems beschränkt, also die Antriebs- und Konzentrationssteigerung. Erst erhöhte Mengen führen zu den anderen genannten Körperwirkungen.

Das Koffein spielt gerade in der Diät eine besondere Rolle und dient als Allrounder, denn durch die Wirkung und seine auslösende Aktivitätssteigerung erhöht sich auch der Leistungsumsatz und demnach der Kalorienverbrauch, aber das ist nur eine positive Randerscheinung. Am Morgen kann es die Müdigkeit unterdrücken, gleichzeitig die Wachsamkeit erhöhen, als auch die Leistung fördern. Es kann zudem den Appetit zügeln.

Die Anpassung der Koffeinmenge ist aufgrund individueller Sensibilität gegenüber dem Wirkstoff recht unterschiedlich. Der häufige Konsum führt zudem zu einer Toleranz, sodass für gleiche Effekte eine größere Wirkstoffmenge benötigt wird. Es gilt daher immer die Faustformel, so wenig wie möglich und so viel wie nötig. Den Tageskonsum sollte man demnach so gering wie möglich halten.

Zur Verbesserung der Trainingsleistung kann sich an eine wirksame Dosis herangetastet werden. An trainingsfreien Tagen oder innerhalb des Deloads kann im besten Fall komplett verzichtet werden, um entgegengesetzt einer größer werdenden Toleranz zu arbeiten. Für eine Pre-Workout-Dosierung halte ich 3 mg/kg für effektiv und vertretbar. Das Bundesinstitut für Risikobewertung bewertet die Aufnahme von 200 mg als Einzeldosis und 400 mg über den Tag verteilt für einen gesunden Erwachsenen als unbedenklich. Die Einzeldosis sollte nicht über 3 mg/kg hinaus gehen und bei dem Tageskonsum orientiert man sich an 5,7 mg/kg. Das würde für einen 80 kg schweren Athleten bedeuten, dass er 456 mg Koffein am Tag konsumieren kann, ohne negative gesundheitliche Folgen zu erwarten. Ich halte die Bewertung für realistisch und innerhalb einer Diät zudem für ausreichend, um von den Vorteilen des Koffeins zu profitieren.

Je nach Verträglichkeit gibt es natürlich einen Spielraum nach oben als auch unten, da es sich lediglich um Richtwerte einer Empfehlung handelt. Eine größere Einzeldosis kann als kleine Geheimwaffe für anspruchsvolle Trainingseinheiten genutzt werden. Die empfohlene Einzeldosis des Bundesinstituts für Risikobewertung sollte den meisten Athleten allerdings ausreichen, um die gewünschte Trainingsleistung abrufen zu können. Eine lebensgefährliche Überdosierung ist recht unwahrscheinlich, denn die letale Dosis liegt bei ca. 10 g Koffein. Ich halte das Koffein gerade in Diätphasen für ein potentes Mittel zur Erhaltung der Leistungsfähigkeit und Aufrechterhaltung eines hohen Aktivitätslevels. Die Dosierung erfolgt individuell nach Verträglichkeit, unabhängig von Empfehlungen. In der Regel wird das Koffein von dem Großteil aller Athleten vertragen und effektiv eingesetzt. Sowohl beim Krafttraining, als auch bei Ausdauereinheiten kann es bei niedrigen Energieleveln leistungserhaltend eingesetzt werden. Ich habe das Koffein in der Regel bedarfsgerecht gesteuert, also primär als Pre-Workout oder mit diuretischer Absicht.

Im Prinzip kann man das Koffein an schlechten Tagen immer wieder als Joker ziehen und von den Vorteilen Gebrauch machen. Auch mir hat die Dosierung von 3 mg/kg immer ausgereicht. Der einzige Grund auf das Koffein in der Diät oder vor dem Workout zu verzichten, wäre eine sehr hohe Empfindlichkeit gegenüber der Wirkungsweise, was sich in Nervosität, innerer Unruhe bis zur Schlaflosigkeit auswirken kann. In dem Fall muss eine deutlich niedrigere Dosierung konsumiert oder auf die Einnahme verzichtet werden. Auch können die Nebenwirkungen des Koffeins bei gleichzeitiger Gabe mit L-Theanin vorringert werden. Bei L-Theanin handelt es sich um eine nicht proteinogene Aminosäure, die aus Teeblättern und Teesträuchern gewonnen wird. Gerade bei „größeren“ Koffeingaben kann ich die gleichzeitige Einnahme mit L-Theanin nur anraten. Das L-Theanin wirkt auf das zentrale Nervensystem, indem es die Serotoninkonzentration im Gehirn steigert und die Bildung von Alpha-Wellen verstärkt. Die ausgelöste Entspannung wirkt der anregenden Wirkung des Koffeins entgegen. Es kann also durch die gemeinsame Einnahme beider Substanzen von den positiven Vorzügen des Koffeins profitiert werden, gleichzeitig aber auch den negativen Effekten, wie erhöhtem Blutdruck, innerer Unruhe oder allgemeinem Unwohlsein, vorgebeugt werden.

5.1.6 Vaskularität, Pump & Durchblutung

Ein deutlicher „Look-Pusher" für Athleten und auch deutlicher Indikator für einen geringen Körperfettanteil ist eine gesteigerte Vaskularität bzw. die vermehrte Sichtbarkeit von Blutgefäßen am Körper. Einige Blutgefäße werden bereits nach wenigen Wochen sichtbar, wie z. B. an den Unterarmen. Andere Körperregionen, wie der untere Bauchbereich, als auch die Ober- und Unterschenkel, brauchen je nach Veranlagung allerdings länger, da das subkutane Fettgewebe erst vollständig abgebaut werden muss, damit die Haut auf dem Muskel liegt und sich die Blutgefäße zwischen Haut und Muskel sichtbar entfalten können. In erster Linie wird demnach ein geringer Körperfettanteil vorausgesetzt, um die Blutgefäße sichtbar werden zu lassen. Es ist ein Irrglaube, dass nur Athleten mit einer Veranlagung für Vaskularität diese auch erzeugen können. Bei den meisten Athleten ist lediglich der Körperfettanteil noch nicht niedrig genug. Auf der anderen Seite gibt es jedoch Athleten, deren Veranlagung so gut ist, dass sie auch mit einem höheren Körperfettanteil bereits vaskulär sind. Hier entscheidet, wie immer, die gegebene Genetik, welche Arbeitsintensität für etwas noch investiert werden muss. In den meisten Fällen wird die Vaskularität jedoch im Training erzeugt und genau dort müssen wir ansetzen.

Es gibt einige Vorgehensweisen neben der Reduktion des Körperfettes, um die Vaskularität deutlich zu erhöhen. Um die Materie zu verstehen, müssen wir definieren, welche Blutgefäße wir eigentlich sichtbar werden lassen möchten. Die oberflächigen Gefäße unter der Haut sind unsere Venen. Die Venen haben die Aufgabe das Blut zum Herzen zu transportieren. Das Blut, das durch die Venen transportiert wird, ist sauerstoffarm. Demnach ist auch der Druck im venösen System deutlich geringer, als in den Arterien, wie z. B. den Schlagadern, die vom Herzen wegführen und von der systolischen Druckkraft des Herzens profitieren. Die Venen verfügen über Venenklappen, die dafür sorgen, dass das Blut nur in Richtung des Herzens und nicht zurückfließen kann. Gerade hier ist zu erwähnen, dass es logischerweise sonst zu Schwierigkeiten beim Blutfluss kommen würde, da besonders im Bereich der Beine das Blut, aufgrund der Schwerkraft, zurücksacken würde. Muskelkontraktionen drücken die Venen zusammen und erzeugen quasi mechanischen Druck auf diese. Durch Muskelanspannung wird venöses Blut zum Herzen gepumpt. Anschließend werden die entleerten Venen wieder entlastet und der Vorgang wiederholt sich. Die Venenfunktion kann also durch gesteigerte Bewegung und Muskelkontraktion intensiviert werden. Das ist auch der Grund, warum wir im Training vaskulärer sind, als in belastungsfreien Zeiträumen. Eine gesteigerte Durchblutung des venösen Systems resultiert in sichtbarer Vaskularität.

Ziel eines jeden Athleten sollte also immer sein, die Durchblutung zu steigern. In erster Linie wie eben erklärt, geschieht dies durch Bewegung oder gezielte Muskelkontraktion. Im Szenejargon spricht man bei einer gesteigerten und gezielten Durchblutung der Muskeln vom sogenannten „Pump". Gerade im Bereich hoher Volumenzahlen kommt es zu einer gezielten Kontraktion der Skelettmuskulatur und dem damit angesammelten Blut in der angesteuerten Muskulatur. Der Muskel füllt sich mit Blut und wird prall. Um die Funktion der Venen noch einmal aufzugreifen, kommt es also hier zu einem kurzzeitig mit Blut gefüllten Muskel, wie auch zu einer gesteigerten Durchblutung im venösen System. Der angesteuerte Muskel als auch die Venen werden deutlich sichtbarer und der Athlet profitiert vom Pump-Effekt. Der Athlet macht es sich zum Vorteil diesen „Pump-Effekt", also die Durchblutung, im Training sowie auch außerhalb zu steigern. Wie bei allem stellt uns die Ernährung die Weichen, um den Pump-Effekt zu intensivieren und zu steuern. Folglich kann sich die Effektivität der Vaskularität, abhängig von der Ernährung, täglich verändern.

5.1.7 Erhöhung des Blutvolumens, Elektrolyte & Nahrung

Wie bereits erwähnt möchten wir unsere Durchblutung in den Venen steigern, damit sich die Sichtbarkeit erhöht. Um den Durchmesser der Venen allerdings zu maximieren und damit gleiche Effekte umzusetzen, benötigen wir ein höheres Blutvolumen. Eine gesteigerte Durchblutung mit einem höheren Blutvolumen potenziert quasi das Vorhaben.

Das Blutvolumen beeinflussen wir durch Flüssigkeitsaufnahme. Die Hydration des Körpers nimmt eine entscheidende Rolle ein, wenn wir das Maximum an Vaskularität anstreben. Um genauer zu werden, müssen Wasser und Salz (Natrium) in ein optimales Verhältnis gewogen werden. Das Wasser sorgt für ein höheres Blutvolumen, das Salz hat die Aufgabe die Flüssigkeit im Blutplasma zu erhöhen. Zu viel Salz hat allerdings die Folge, dass sich das Wasser unter der Haut einlagert, also genau da, wo wir Wasseransammlungen verhindern wollen. Persönlich empfehle ich eine salzarme Ernährung, um erhöhte Wassereinlagerungen zu vermeiden. Sollte es einen Tag geben, an dem man besonderen Wert auf Pump und Vaskularität setzt, kann man die Salzaufnahme einige Stunden vorher erhöhen und von dem Salz profitieren. Der Gegenspieler zum Natrium ist das Kalium. Das Kalium hat die Aufgabe das durch das Natrium eingesaugte Wasser in den Zellen wieder auszuschwämmen. Ein Gleichgewicht muss also eingehalten werden, um nicht durch zu viel Natrium Wasser einzulagern und zu binden.

Die optimale Flüssigkeitsaufnahme ist je nach Körperform und Rahmenbedingungen zu beurteilen. Sportler sollten allerdings auf eine ausreichende Hydration achten, die ich bei einem exemplarischen 80 kg Athleten bei mindestens vier Litern ansetzen würde. Die Faustformel würde demnach bei einem Liter auf 20 kg Körpergewicht liegen. Welche Getränke dabei konsumiert werden ist irrelevant. Ich gehe im Kapitel „Süßungsmittel" genauer auf die Materie ein, ob „Light/Zero"-Getränke in der Diät konsumiert werden können und ob diese gesundheitliche Risiken bergen.

Viel Flüssigkeit aufzunehmen bedeutet nicht, auch automatisch viel Wasser einzulagern, ganz im Gegenteil. Durch eine erhöhte Flüssigkeitsaufnahme reagiert der Körper gleichzeitig auch mit vermehrter Ausscheidung. Um wenig Wasser einzulagern und die Optik recht „trocken" zu halten, kann man sich einiger diuretischer Effekte bedienen, denn gerade subkutane Wassereinlagerungen sind für das Erreichen einer vaskulären Optik besonders kontraproduktiv. Das erste zu nennende natürliche Diuretikum ist Kaffee. Kaffee hat zwar mehrere Gesundheitsvorzüge, sollte man ihn jedoch in erhöhten Mengen zuführen, sollte darauf geachtet werden, dass die Toleranz gegenüber dem Koffein nicht erheblich erhöht wird, da dieses zusätzlich und gezielt in der Diät angewendet wird und zum anderen die Menge an Koffein nicht in gesundheitsbedenkliche Höhen gesteigert wird. Eine weitere Getränkevariante ist grüner und schwarzer Tee, die ebenfalls eine harntreibende und entschlackende Wirkung haben. Wie bereits angebracht reduziert Kalium den Natriumspiegel und demnach ebenfalls die dadurch entstehenden Wassereinlagerungen. Das Elektrolyt Magnesium ist ebenfalls für die Regulation des Gleichgewichts des Wasserhaushaltes im Körper verantwortlich. Die Einnahme von Magnesium und Kalium ist daher, gerade in einer Mangelernährung und Diät, anzuraten. Auch der Brennnessel wird eine diuretische Wirkung, aufgrund der aquaretischen, also harntreibenden Wirkung, zugeschrieben.

Drogeriemärkte bieten diverse Fertigpräparate in Form von Tees oder Kapseln an. Von der Einnahme synthetischer Diuretika ist aber dringend abzuraten. Die diuretische Wirkung ist für den Anwender nicht kalkulierbar und kann schwerwiegende gesundheitliche Schäden verursachen, die von Krampfanfällen bis zur Hypoglykämie (Kaliummangel) kombiniert mit Herzrhythmusstörungen reichen. Der Prozess der Entwässerung kann bei synthetischer Gabe nicht gestoppt werden und steht nicht im Verhältnis zum gesetzten Vorhaben. Selbst im Wettkampfbodybuilding verzichten immer mehr Athleten auf die intensive Entwässerung vor dem Wettkampf. Es sollte über die Dauer der Diät darauf geachtet werden wenig Wasser einzulagern, wozu sich die natürlichen Wege sowie die angepasste Ernährung eignen. Auf eine Intensiventwässerung, auch zum Ende, kann aufgrund disziplinierter Vorgehensweise verzichtet werden, womit wir das Thema der Entwässerung abschließen können und zum Themenkomplex der Nahrungsaufnahme weitergehen.

Ähnlich wie beim Natrium verhält es sich mit der erhöhten Aufnahme von Kohlenhydraten, die in der Diät je nach Kalorienbedarf „aufgefüllt" und demnach moderat konsumiert werden. Auch Kohlenhydrate können kurzfristig die Blutmenge erhöhen. Hintergrund dabei ist, dass Kohlenhydrate Wasser binden. Sie werden vom Körper zunächst in Glucose umgewandelt, in den Blutkreislauf transportiert und im Blutplasma an Wasser gebunden. In der Praxis kann ein Tag in der Diät genutzt werden, um Kohlenhydrate zu „laden". Das Laden der Kohlenhydrate kann im Anschluss dann vom Körper dafür genutzt werden, das intrazellulär eingelagerte Wasser kurzzeitig im Muskel zu speichern. Die pralle Muskulatur wird gerade bei Belastung im Training in Verbindung mit dem erhöhten Blutvolumen für eine ausgeprägte Vaskularität sorgen, vorausgesetzt die Wasseransammlung im subkutanen Fettgewebe wurde gering gehalten. Sollten Kalorien und Fette innerhalb der angesteuerten Tageskalorien „offen“ sein, kann auf Zartbitterschokolade zurückgegriffen werden. Zum einen dient die Schokolade als Belohnung und zum anderen bietet sie den Vorteil, dass die enthaltenen Flavonoide und Polyphenole gefäßerweiternd wirken. Natürlich sollte der Kakaoanteil so hoch sein wie nur möglich. Es gibt mittlerweile günstige Discounterprodukte mit einem Kakaoanteil von 85 %, die auch geschmacklich sehr gut genießbar sind. Des Weiteren enthält die Schokolade einen hohen Anteil an Antioxidantien zur Bekämpfung freier Radikale und zum Körperzellenschutz.

5.1.8 Hilfreiche Nahrungsergänzungsmittel zur Durchblutungsförderung

Auch die Nahrungsergänzungsmittelindustrie hält einige einfache und effektive Lösungen zur Erzeugung mehrfacher und sichtbarer Blutgefäße bereit. Ziel der Einnahme ist es, den Umfang wie auch die Anzahl an Blutgefäßen rund um die Muskulatur zeitnah zu erhöhen. Der volle Effekt ist kurzfristig, verhält sich allerdings kongruent zur Erzeugung der Vaskularität durch das regelmäßige Training, da auch die regelmäßige Einnahme von Nahrungsergänzungsmitteln zur Durchblutungsförderung zu einem dauerhaft erhöhten Durchmesser führt. Die Blutbahnen adaptieren sich durch die dauerhafte Stimulation, so dass sich die Größe verändert und die Blutgefäße in Teilen sichtbar bleiben. Zu den bekanntesten Substanzen aus dem Bereich der Nahrungsergänzungsmittel, die die Produktion von Stickstoffmonoxid (NO) fördern und somit mehr Blut in die Muskulatur pumpen, zählen die beiden Aminosäuren L-Citrullin und L-Arginin.

L-Citrullin & L-Arginin

L-Citrullin ist eine nicht essentielle Aminosäure, die also vom Körper selbst hergestellt wird und auch durch die Nahrungsaufnahme von Lebensmitteln aufgenommen wird. Das Citrullin wird im biochemischen Prozess nach der Aufnahme in den Nieren zu Arginin verstoffwechselt. Gleichzeitig wird bei diesem Prozess das Stickstoffmonoxid als Nebenprodukt umgewandelt. Genau von dieser NO-Synthese nach der Aufnahme von L-Citrullin soll profitiert werden. Das Citrullin ist demnach der Vorbote der ebenfalls semi-essentiellen Aminosäure Arginin. Beide Substanzen können in Form von Pulver und Kapseln vor dem Training konsumiert werden. Die Menge der Einnahme erfolgt ganz individuell. Zur Orientierung kann ich die bedenkenlose Einnahme von rund 5 g der jeweiligen Aminosäuren anraten. Optimalerweise erfolgt die Einnahme „pre-Workout", also kurz vor dem Training. Die Einnahme von mehreren Substanzen zur Gefäßerweiterung kann synergetisch aufeinander wirken, daher werde ich noch einige weitere auf dem Markt verfügbare Substanzen nennen, um die Resultate zu opti- bzw. maximieren.

Agmatin Sulfat

Um noch ein weiteres Stoffwechselnebenprodukt des Arginins bzw. ein Derivat zu nennen, welches eine deutlich höhere Potenz aufweist, muss an dieser Stelle das Agmatin Sulfat erläutert werden. Das Agmatin ist eine natürliche Substanz und findet sich in diversen Nahrungsmitteln wieder. Gebildet wird es durch den Prozess der Decarboxylierung der Aminosäure Arginin. Dabei handelt es sich um einen synthetischen Vorgang, bei dem aus einem Molekül ein Kohlenstoffdioxid-Molekül abgespalten wird. Dies geschieht in der Regel durch Erhitzung. Die Substanz sorgt für ein anhaltendes Stickstoffoxid-Level und hemmt gleichzeitig das Stickstoffoxid Synthase Enzym (kurz NO-Synthase), was es um einiges potenter macht, als das L-Arginin, im Sinne der NO-Synthase. Die NO-Synthase Halbwertszeit liegt bei wenigen Sekunden, daher muss es immer wieder neu gebildet werden. Durch eine Hemmung dieses Vorganges unterschiedet es sich zu den genannten Vorgängern L-Citrullin und L-Arginin und macht deutlich, warum es so wirksam ist.

Der Markt bietet bereits patentierte Formen der Substanz an, die in Deutschland allerdings nach aktueller rechtlicher Lage nicht verkehrsfähig sind. Grund dafür ist einzig und allein die Einstufung von Agmatin als Novel Food, also einem neuartigen Lebensmittel, welches bisher kein Zulassungsverfahren durchlaufen hat. Für die Zulassung muss ein Zulassungsantrag gemäß Artikel 10 der Novel Food-Verordnung (EU) 2015/2283 bei der europäischen Kommission gestellt werden (siehe bvl.bund.de). Genauere Informationen finden Interessierte auf der offiziellen Seite des Bundesamtes für Verbraucherschutz und Lebensmittelsicherheit. Das Verfahren gilt als aufwendig und ist aktuell vermutlich mit Kosten verbunden, die nicht im Verhältnis zum Marktwert des Produktes stehen. Vor der Einstufung wurde Agmatin in diversen Pre-Workout-Produkten verarbeitet und frei verkauft.

Nitrosingin

Eine ähnliche eher neue Variante einer potenteren Version des Arginins, die zudem verkehrsfähig ist, wird unter dem patentierten Namen „Nitrosingin“ vermarktet. Deutlich zu betonen ist allerdings, dass es bisher keine signifikanten Studien zur Wirkung gibt und der Preis im Vergleich zu den „älteren“ Varianten, wie Citrullin oder Arginin HCL, höher ist. Die Frage ist an der Stelle, ob man noch kommende Studien überhaupt braucht. Statt auf Studien zu warten ist die einfachste Variante natürlich das Ausprobieren und die eigenen Erfahrungen sammeln. Gerade bei Pre-Workout-Produkten schwört jeder Anwender auf eine andere Aminosäure und Matrix, daher steht die subjektive Erfassung über Empfehlungen und Evidenz. Man sollte es sich einfach machen, gesundheitsunbedenkliche Produkte testen und anschließend Wirkung sowie Preisleistungsverhältnis entscheiden lassen. Wirkt ein Pre-Workout oder eine isolierte Aminosäure, bringt dem Konsumenten die Anwendung Spaß und Motivation im Training, dann ist die gewählte Variante die richtige und ein Mehrwert für die Performance. Gerade bei neuen und überteuerten Produkten sollte man sich immer fragen, ob der Mehrpreis sich überhaupt lohnt, auch wenn diese wirksam sind, denn wenn die Wirkung durch bereits bestehende Quellen erzeugt wird, ist der Unterschied lediglich ein höherer Kostenfaktor.

Aus heutiger Sicht würde ich immer eher zum Citrullin tendieren, als zu verkehrsfähigen Argininvarianten. Das Citrullin stellt eine effektivere Quelle als das Arginin selbst dar, da es im Darm deutlich besser aufgenommen wird und etwas zeitverzögert in der Leber zu Arginin umgewandelt wird. Das Citrullin verfügt über eine höhere Bioverfügbarkeit als das Arginin und ist sehr kostengünstig zu erwerben. Es ist in der Regel verträglich und auch Nebenwirkungen sind mir keine bekannt, daher kann es mit gutem Gewissen für den Pre-Workout-Gebrauch empfohlen werden. Eine potente Menge zur Durchblutungsförderung liegt im Bereich von rund fünf Gramm gemischt mit Wasser.

Glycin

Die letzte von mir zu benennende nicht-essentielle Aminosäure, die das bereits beschriebene Vorhaben unterstützt und durch die orale Einnahme genutzt werden kann, ist das Glycin. Eventuell wird es dem einen oder anderen bekannt vorkommen, da es oft in Nahrungsmitteln enthalten ist. Das Glycin hat diverse Einflüsse auf unseren Körper, für das Vorhaben in diesem Kapitel sei gesagt, dass es die Zellen hydriert, also Wasser einlagert. Der Rohstoff ist sehr kostengünstig zu erwerben und auch eine Überdosierung mit einhergehenden Nebenwirkungen recht unwahrscheinlich. Vor dem Training erwiesen sich drei bis fünf Gramm mit viel Flüssigkeit als wirksam.

Yohimbe Bark

Bis zum 15. Mai des Jahres 2019 war es möglich Nahrungsergänzungsmittel mit der Baumrinde Yohimbe in Deutschland zu erwerben. Seit dem genannten Datum ist es nach EU-Verordnung jedoch in Nahrungsergänzungen und sonstigen Lebensmitteln nicht mehr erlaubt und wurde nach einer Einstufung des Bundesinstituts für Risikobewertung aus dem europäischen Verkehr verbannt. Im Folgenden werde ich dennoch auf den Wirkstoff eingehen, um auf gesammelte Erfahrungen vor dem Verbot zurückzugreifen. Wie schon angesprochen handelt es sich grundlegend um eine Rinde, die ihren Ursprung in Afrika findet und dort aus bis zu 27 Meter hohen Bäumen gewonnen wird. Verwendet wird der entstandene Wirkstoff hauptsächlich als Aphrodisiakum und Antioxidant. In der Nahrungsergänzungsmittelindustrie wurden die Produkte hingegen als „Fat-Burner" oder Zusatzstoff in Pre-Workout-Produkten vermarktet. Es muss klar unterschieden werden zwischen Yohimbe und Yohimbin, da Yohimbe die pflanzliche Variante darstellt, die aus der Rinde gewonnen wird und Yohimbin die synthetische Option, die mit Hydrochlorid ergänzt wird. Das Yohimbin HCL stellt die deutlich potentere Variante dar, da der Wirkstoff nach der Einnahme stabil bleibt. Es handelt sich allerdings um ein Arzneimittel, welches apothekenpflichtig und verschreibungspflichtig ist. In Deutschland wurde es u. a. bei erektiler Dysfunktion und Bluthochdruck verschrieben, da es den Blutfluss in den Extremitäten erhöht, wobei zweiteres eher obsolet ist. Nach der Einnahme kann es zu einer Reihe an Nebenwirkungen (u. a. Schlaflosigkeit, Angstzustände), als auch Wechselwirkungen mit Lebensmitteln kommen, daher ist von einer Einnahme ohne ärztliche Betreuung dringend abzuraten. Warum Yohimbe oder Yohimbin allerdings ihren Platz im Kapitel der Vaskularität finden, ist folgendermaßen zu begründen.

In ihrer Wirkungsweise blockt die Substanz α2-Adrenozeptoren der glatten Muskulatur von Blutgefäßen, da sie einen Antagonisten dieser Rezeptoren darstellt. Dies hat unmittelbar zur Folge, dass die Blutgefäße erweitert werden. Davon sind ebenfalls die Blutgefäße der männlichen Geschlechtsorgane betroffen, weshalb die Substanz bei erektiler Dysfunktion zum Einsatz kommt. Damalige frei verkäufliche Produkte enthielten Yohimbe Bark-Extrakt, welcher wiederum nur einen geringen Anteil an Yohimbin ausmachte. Die Wirkung von Yohimbin auf die Gefäßerweiterung ist besonders wirksam. Ein Erwerb der Produkte ist allerdings nicht mehr möglich und unter Beurteilung heutiger Risikobewertung nicht anzuraten.

PDE-5-Hemmer

Wer beim Thema erektiler Dysfunktion glaubt, dass bekannte blaue Pillen dabei helfen könnten die Vaskularität zu erweitern, der liegt gar nicht so falsch, daher wird folgend auch die Wirkungsweise von PDE-5-Hemmer thematisiert. Auch hier sei unbedingt betont, dass es sich um verschreibungspflichtige Medikamente handelt, die selbstverständlich nur von medizinisch betroffenen Personenkreisen genutzt werden sollten. Es geht hier ausdrücklich um Vervollständigung des Kapitels und des Themenkomplexes, nicht um eine Empfehlung oder Gebrauchsanleitung, wie Medikamente zweckentfremdet oder missbraucht werden könnten. Die Wirkstoffe Sildenafil, als auch Tadalafil, kommen wie bereits angesprochen bei erektiler Dysfunktion zum Einsatz. Beide Medikamente haben in ihrer Wirkung allerdings enorme Vorteile für die Durchblutung und können auch zur Behandlung pulmonaler arterieller Hypertonie, also Bluthochdruck, eingesetzt werden. Und genau hier kann angesetzt werden. In der Wirkungsweise von Sildenafil und Tadalafil wird das Enzym Phosphodiesterase-5 geblockt und dadurch deutlich weniger cGMP (Guanin-Monophosphat) abgebaut. Gefäße werden entspannt und erweitern sich. Der Unterschied der beiden Medikamente reduziert sich überwiegend auf andere Halbwerts- und Wirkungszeiten. Tadalafil ist deutlich länger im Körper aktiv, als Sildenafil. In Bezug auf die Behandlung der Hypertonie ist die Anwendung auch bei Frauen denkbar. Deutlich zu erwähnen ist die lebensgefährliche Wechselwirkung mit nitrathaltigen Medikamenten, wie z. B. Nitroglycerin. Eine gemeinsame Einnahme kann die Folge eines nicht zu regulierenden Blutdruckabfalls haben. Anwender, die derartige Medikamente verschrieben bekommen, können sich den gefäßerweiternden Effekt natürlich auch beim Training deutlich zu Nutze machen, wenn man bedenkt, dass Tadalafil eine Halbwertszeit von 17,5 Stunden aufweist. Alle anderen sollten auf die Empfehlungen aus den Anfängen des Kapitels zurückgreifen, ihr Wissen mit letzteren Inhalten vervollständigen und sich ihrer anhaltenden Gesundheit erfreuen.

5.2 Mülltonne

Falsche Versprechungen

Angetrieben zu diesem Kapitel bin ich, da ich aus einer Generation komme, in der die Nahrungsergänzungsmittelindustrie, aber auch damalige durch die Firmen gesponserte Bodybuilder & Wettkampfathleten, viele Versprechen gaben, die zwar nicht gehalten werden konnten, uns (mit uns meine ich die gesamte Fitnessgeneration) aber um einige finanzielle Mittel erleichterten. Und mit einigen finanziellen Mittel meine ich über die Jahre einige viele. Man strebte jahrelang immer wieder nach diesem einen Produkt, das endlich den Weg vereinfachen sollte, ob mit der Zielrichtung des Muskelaufbaus oder der Fettverbrennung. Dieses eine Produkt wurde regelmäßig von der Industrie aufs Neue auf den Markt gebracht. Ob im Internet angepriesen oder mit viel Marketing auf der jährlichen Fibo. *WIR* kauften den Markt leer! Und jedes Mal war man im Glauben, dass es nun klappen würde und die Einnahme von dem neuen Nahrungsergänzungsmittel einen quasi über Nacht zum Superathleten werden lässt. Der Zauber nach dem Kauf war jedes Mal groß und man konnte kaum erwarten nun zum Adonis zu mutieren. Die Ernüchterung war allerdings im Anschluss um einiges größer. Es dauerte Jahre bis meine Generation erkannte, dass es leider kein Nahrungsergänzungsmittel gibt, was einen alleinig zum Erfolg führt. Kein Massgainer, kein Fatburner und auch kein Testosteronbooster. Der Schlüssel zum Erfolg war eigentlich so leicht, aber die Industrie blendete den Verbraucher über Jahre und bis heute. Die verlorene Zeit braucht heute keiner mehr verschwenden, da die Aufklärung deutlich besser ist.

In diesem Kapitel möchte ich meine Erfahrungen hinsichtlich diverser Nahrungsergänzungsmittel teilen, die nichts anderes sind als Abzocke. Natürlich darf jeder Verbraucher seine eigenen Erfahrungen sammeln, wahlweise kann Geld und Zeit gespart werden, indem auf die heute bestehenden Erfahrungswerte vertraut wird. Es gibt keinen Trick, keine Abkürzung, kein Produkt, das über Nacht für Veränderung sorgt. Diese Wunschvorstellung wird lediglich für Marketingzwecke genutzt. Die Produkte wurden zum damaligen Fitness-Boom natürlich deutlich besser verkauft, weil der Wissensstand einfach noch nicht bestand, aber auch heute wird immer noch versucht den Verbraucher aus der Reserve zu locken. Anstatt die Energiebilanz zu regulieren und eine durchdachte Diät umzusetzen, wurde in „Fatburner“ investiert. Um den Muskelaufbau zu beschleunigen schluckte man wirkungslose Extrakte oder überzuckerte „Weight- oder Massgainer“. Aus heutiger Sicht weiß ich, dass es nicht zielorientiert und Zeitverschwendung war, obwohl die Motivation und auch der Arbeitsinput hoch waren. Die Ergebnisse blieben überwiegend aus, weil man es einfach nicht besser wusste, das Know-How fehlte und man der Industrie blind vertraute, denn was bei den „starken“ Jungs funktionierte, konnte ja quasi nicht schlecht sein.

Die Supplementindustrie ist über die Jahre gigantisch groß geworden, was bedeutet, dass sich wahnsinnig viel Geld mit Produkten verdienen lässt, oder besser ausgedrückt mit fast ALLEM potentiell viel Geld umgesetzt werden kann. Der Grund dafür ist auch heute noch das Ausnutzen der Wunschvorstellung von unerfahrenen Verbrauchern im Bereich der Anwendung von Nahrungsergänzungsmitteln. Jeder Mensch sehnt sich nach Verlangsamung des Alterungsprozesses, andauernder Leistungsfähigkeit, körperlichem Wohlbefinden, Gesundheit und einem athletischen Aussehen. Nicht jeder Mensch ist allerdings bereit sein Leben auf diese Bereiche auszulegen und zu strukturieren, denn das bedeutet Kontinuität bei der Umsetzung ausreichender körperlicher Beanspruchung, einer gesunden und kalorienarmen Ernährung sowie den Verzicht auf negativ beeinflussende Konsumgüter. Diese Zielgruppe an Menschen, als auch Fitnessambitionierten, die stetig Wege suchen ihre Leistung und Erfolge zu verbessern, sind anfällig für alte und neue Marketinglügen der Industrie. Auch wenn der Verbraucher aus heutiger Sicht aufgeklärter ist, so gibt es immer noch und immer wieder Produkte, die laut Hersteller versprechen den Testosteronspiegel zu steigern, gezielt Fett zu verbrennen oder effektives Muskelwachstum zu erzeugen. Heute werden wirkungslose Nahrungsergänzungsmittel vorzugsweise von „Influencern“ in den sozialen Netzwerken vermarktet, denen etwas Geld wichtiger ist, als die Liebe zum Sport und Überzeugung eines ehrlichen Produktes. Aber immerhin gibt es einen 10 % Rabattcode (Achtung: Sarkasmus). Natürlich gibt es auch echte Athleten in den sozialen Netzwerken, die einen Mehrwert für den Konsumenten leisten, jedoch sollte bei jeder Vermarktung von

Produkten genauer hingesehen und hinterfragt werden. Die Menge an schwarzen Schafen ist gerade in dieser Rubrik leider riesig.

Derartige Produkte, die auf dem europäischen Markt zugelassen und als gesundheitsunbedenklich eingestuft werden, können einer solchen Wirkungsweise nicht gerecht werden. Um in effektivere Nahrungsergänzungsmittel und Vorgehensweisen zu investieren, als auch leere Werbeversprechen zu umgehen, sollen nun einige Produktgenres erläutert werden.

5.2.1 Testosteronbooster

Sämtliche Produkte, die dem potentiellen Käufer suggerieren, er könne durch die Einnahme mit enthaltenen Extrakten den körpereigenen Testosteronwert erhöhen, gehören in die Rubrik, die man in der heutigen Fitnesssprache als „Broscience" betiteln würde. Mit der Begrifflichkeit sind Aussagen gemeint, die nicht auf wissenschaftliche und somit nachweisbare Erkenntnisse gestützt werden können, so wie eben auch bei „Testosteron-Boostern" aus Extrakten. Positive Resultate von Anwendern lassen sich demnach eher auf einen Placeboeffekt oder die gleichzeitige Einnahme mit anderen Substanzen zurückführen. Jeder der derartige Extrakte ausprobieren möchte kann das natürlich tun, wird jedoch von keinem Mehrwert bezüglich einer Erhöhung des Testosterons profitieren. Athleten, die keine unnötigen Umwege gehen möchten und ihr Vorhaben ernst nehmen, rate ich von Extrakten zur Testosteronförderung ab, da sie aus persönlicher Erfahrung keine Effektivität zeigen. Das investierte Geld kann für deutlich sinnvollere Nahrungsergänzungsmittel investiert werden, damit sich das Resultat nicht nur in teurem Urin äußert. Für diejenigen, die sich zusätzlich lieber auf Studien stützen, findet man im Internet auf der Seite Pubmed.gov diverse veröffentlichte Studien bezüglich des Extraktes Tribulus Terrestris.

In einer Studie aus dem Jahre 2005 wurde Männern im Alter von 20 bis 36 Jahren und einem Körpergewicht von 60 bis 125 kg für vier Wochen Tribulus Terrestris verabreicht. Vor und nach der Studie wurde den Teilnehmern Blut entnommen, um den Testosteronwert zu bestimmen. Es zeigten sich keine Veränderungen bezüglich des Testosterons der Teilnehmer nach der Studie. Die Dosierungen lagen im Bereich von 10 bis 20

mg/kg an Tribulus Terrestris. (Neychev, VK & Mitev: „The aphrodisiac herb Tribulus terrestris does not influence the androgen production in young men“ in: Journal of Ethnopharmacology, 2005).
Eine weitere Studie wurde mit einer Gruppe von Footballspielern durchgeführt. Die Studie sollte nachweisen, ob die Gabe von Tribulus Terrestris die Leistungsfähigkeit und Körperkompositionen verändert. Die Dosierung lag im Bereich von 3,21 mg/kg für einen Zeitraum von acht Wochen. Auch diese Studie konnte keine Veränderungen durch die Einnahme des Extraktes bei den Probanden feststellen (Antonio, J.: „The effects of Tribulus terrestris on body composition and exercise performance in resistance-trained males“ in: International Journal of Sports Nutrition and Exercise Metabolism, 2000).

5.2.2 Fatburner

Bei Produkten zum Zwecke der Gewichtsreduktion muss unterschieden werden, welche Wirkungsversprechen dem Kunden suggeriert werden. Grundsätzlich gibt es kein Nahrungsergänzungsmittel, welches gezielt und effektiv in der Lage ist Fett zu verbrennen. Firmen die behaupten ihr Produkt wirkt gezielt Fett verbrennend verkaufen eine Lüge. Derartige Firmen sind als unseriös einzuordnen und sollten bei der Kaufentscheidung von Nahrungsergänzungsmitteln gemieden werden. Auf dem europäischen Markt sind ausschließlich Nahrungsergänzungsmittel mit Inhaltsstoffen zur Steigerung der Lipolyse erhältlich.

Die Lipolyse beschreibt einen körperlichen Vorgang bei dem Glycerin und Triglyceride (Fette) in freie Fettsäuren gespalten werden. Es werden demnach Fettsäuren aus dem Fettgewebe für die Energieversorgung freigesetzt. Durch Steigerung der Lipolyse kann also effektiv Fett reduziert werden, wenn die freigesetzten Fettsäuren anschließend, durch beispielsweise körperliche Aktivität verbraucht werden. Gefördert wird die Lipolyse durch Adrenalin, daher wird sie durch Sympathikus auslösende Substanzen (z. B. Stimulanzien: Koffein etc.) aktiviert. Ausgeschüttetes Insulin wiederum hemmt die Lipolyse, wie etwa bei der Nahrungsaufnahme.

Gesundheitlich unbedenkliche Produkte verhelfen also Fettsäuren freizusetzen, indem die verschiedenen Vitalparameter gesteigert werden. Bleibt die körperliche Betätigung allerdings aus und es werden keine Kalorien verbrannt, so hat das eingenommene Produkt und die gesteigerte Lipolyse keinen Effekt auf die Fettverbrennung. Ebenso bleibt der Mehrwert aus, wenn die Kalorienbilanz nicht beachtet wird, da ein „Fatburner" keinen Kalorienüberschuss ausgleicht. Ob die Einnahme sinnvoll ist oder nicht, muss jeder Athlet für sich selbst entscheiden. Ähnlich wie bei den Pre-Workout Produkten kann die Einnahme die Motivation steigern und somit zu einer besseren Performance im Training führen. Athleten die empfindlich oder sensibel auf Stimulanzien reagieren sollten auf die zusätzliche Einnahme von Produkten aus dem Genre der Fettverbrennung verzichten.

Bei Produkten mit Produktionsort außerhalb Deutschlands sollte Vorsicht geboten sein, denn hier ergibt sich die gleiche Problematik, wie bei den Produkten aus der Pre-Workout-Kategorie. Oft sind gesundheitsgefährdende Substanzen, die nicht erlaubt oder verkehrsfähig sind, oder verschreibungspflichtige Medikamente in den Produkten enthalten. Zweifelsfrei handelt es sich dann auch um potente und effektive Produkte, jedoch ist das Gleichgewicht bzw. die Relation von Wirkung und Nebenwirkung stark anzuzweifeln. Zudem sind die enthaltenen Substanzen oft verschleiert, falsch oder gar nicht auf der Verpackungseinheit deklariert. Es werden nicht nur verbotene Substanzen gezielt den Produkten beigefügt, sondern ist es auch möglich, dass in den ausländischen „Chemieküchen" Rückstände beim Abfüllprozess unbeabsichtigt in die Produkte gelangen. Demnach kann ein völlig harmloses Produkt verunreinigt sein, wenn unseriöse Quellen für den Produktkauf gewählt werden. Für Wettkampfathleten kann der Konsum eines verunreinigten Nahrungsergänzungsmittels zum Ausschluss eines Wettkampfes führen, da es bereits bei kleinsten Mengen zu positiven Dopingbefunden kommen kann. Unbeabsichtigte positive Befunde, aufgrund verunreinigter Nahrungsergänzungsmittel sind demnach nicht auszuschließen und dürften für einen Athleten recht ärgerlich sein, wenn dieser im Glauben war nur „Proteinpulver" zu konsumieren. Aufgrund dieser Problematik rät die Nationale Anti-Doping Agentur zu einem reflektierten Umgang mit Nahrungsergänzungsmitteln gerade im Bereich von Fatburnern und verweist auf die Prüfung der Herkunft der Produkte. Um den Konsum von Verunreinigungen zu vermeiden können Produkte der Kölner Liste Abhilfe verschaffen. Die Kölner Liste nennt Produkte, welche unabhängig am Zentrum für Präventive Dopingforschung der Deutschen Sporthochschule Köln getestet wurden. Das Dopingrisiko beim Konsum von Produkten die auf der Kölner Liste stehen ist demnach minimiert.

Der Verbraucherzentrale ist dieser Umstand mittlerweile bekannt, daher warnt auch diese vor dem Gebrauch, insbesondere bei Produkten aus dem Internet. Selbst wenn Produkte nur die angegebenen pflanzlichen Extrakte enthalten, kann gerade eine Mischung mehrerer potenter Substanzen zu einer starken Wirkung auf das Herz-Kreislauf-System die Folge sein, statt „nur" der Vorteil einer gesteigerten Fettoxidation. Je nach Verträglichkeit reichen die Nebenwirkungen von Bluthochdruck über Schlafstörungen bis zum Herzinfarkt. Auch die zugelassene Kombination von Koffein und Synephrin kann bei sensiblen Anwendern bereits zu schwerwiegenden Nebenwirkungen führen. Anwendertheorien wie „Viel hilft viel" sollten gerade beim Gebrauch von Stimulanzien tunlichst vermieden werden, wenn dem Konsumenten die Substanzen bisher nicht bekannt sind. Synephrin oder auch Citrus Aurantium wird von Herstellern oft als legale Alternative zum Ephedrin verwendet, da es ähnliche Eigenschaften aufweist und den Stoffwechsel anregt. Die synergetische Wirkung zusammen mit dem Koffein verstärkt die Effekte. Das Bundesinstitut für Risikobewertung verweist auf eine maximale Menge von 6,7 mg Synephrin pro Tag, um negative gesundheitliche Folgen zu vermeiden.

Neben den Stimulanzien werden allerdings auch andere Substanzen verbotenerweise in die Produkte beigemischt. Dazu zählt unter anderem das verschreibungspflichtige Medikament Yohimbin Hydrochlorid, welches sich auch in der Produktreihe der „Hardcore"-Pre-Workout-Mischungen wiederfindet. In den Fatburnern wird es jedoch nicht aufgrund der Durchblutungsförderung genutzt, sondern aufgrund der Eigenschaft, dass es die Konzentration freier Fettsäuren im Plasma erhöht. Da es sich um ein normalerweise verschreibungspflichtiges Medikament handelt, kann die Einnahme natürlich auch zu Nebenwirkungen führen. Diese reichen von Schlaflosigkeit über Angstzustände, wobei auch negative Auswirkungen auf das Herz-Kreislaufsystem nicht auszuschließen sind, da Yohimbin die Herzleistung erhöht. Auch die pflanzliche Variante „Yohimbe Bark" ist für den EU-Raum als Inhaltsstoff in Lebensmitteln bzw. Nahrungsergänzungsmitteln bereits verboten (EU-Verordnung 2015/650). Folglich wird Yohimbin, unabhängig der Verschreibungspflicht vom Bundesinstitut für Risikobewertung für die Verwendung in Lebensmitteln, als nicht geeignet bewertet.

Ein hochgradiges Gefahrenpotential entsteht, wenn Produkte bezogen werden, die die Industriechemikalie 2,4-Dinitrophenol (DNP) enthalten. Hierbei handelt es sich um eine giftige, fettlösliche Substanz aus der Gruppe der Nitrophenole. Wie sich aus dem Ursprung erkennen lässt, fungierte die Substanz in früheren Jahren als Sprengstoff. Für die Dosis in einem Fatburner werden entsprechend sehr geringe Mengen verwendet, die den Energiestoffwechsel in den Zellen beeinflussen sollen. Es wirkt, indem die Bildung von ATP in den Zellen verhindert wird und die entstehende Energie in Wärme freigesetzt wird. Durch die Einnahme wird also ein künstliches Fieber erzeugt, so dass die erhöhte Temperatur zu einer gesteigerten Verbrennung von Energie bzw. Kalorien führt. Wortwörtlich schmelzen bei diesem Zustand also die Kilos. Die Wirkung kann bei einer Überdosierung allerdings nicht gestoppt werden und führt bei nicht regulierter Temperatur zum Tod. Im Jahr 2015 warnte das Bundesinstitut für Risikobewertung bereits vor der Einnahme, da es zu mehreren Todesfällen nach dem Konsum von DNP-haltigen Produkten kam.

Es wird also entsprechend deutlich, welche Gefahren entstehen, wenn Produkte erworben werden, bei denen die Inhaltsstoffe oder die Mengen unklar sind. Im Zweifel führen zu hohe Einnahmen von unbekannten Substanzen zu irreversiblen Schäden oder sogar zum Tod. Grundsätzlich ist vom Kauf jeglicher Fatburner, entweder aufgrund fehlender effektiver Wirkung oder, wie beim Kauf von Produkten aus dem Ausland, wegen potentieller Nebenwirkungen abzuraten. Die Relation von Nutzen und Gesundheitsschädigung ist bei der Verwendung absolut nicht im Gleichgewicht. Zugelassene Produkte von seriösen Herstellern mit sicheren Inhaltsstoffen wie dem Koffein können die Motivation im Training erhöhen und die Lipolyse zu kleinen Anteilen steigern. Wer sich bei Inhaltsstoffen eines Produktes unsicher ist und wissen möchte, ob von den enthaltenen Pflanzenextrakten eine Gefahr ausgeht, der kann dies genauer nachlesen. Das Bundesinstitut für Risikobewertung hat dazu ein Schriftstück erstellt: „Risikobewertung von Pflanzen und pflanzlichen Zubereitungen". Zu finden ist dieses unter anderem auf der Onlinepräsenz (bfr.bund.de).

5.2.3 Weight Gainer

Auch wenn die Kategorie im Rahmen einer Diät nicht von Interesse ist, so soll dennoch auf den Nichtnutzen (auch außerhalb der Diät) hingewiesen werden, denn das Angebot durch die Firmen ist riesig, daher muss immer noch ein entsprechend großer Absatz bestehen. Gemeint mit „Weight"- oder „Massgainer" sind hochkalorische Pulvermischungen, die zumeist aus billigen Kohlenhydraten bestehen. Suggeriert wird durch unseriöse Firmen, dass das Produkt gebraucht wird, um Muskeln und „Masse" aufzubauen. Nach dem Kapitel der Makronährstoffe sollte klar sein, dass gerade die Auswahl der Nahrungsmittel eine bedeutende Rolle einnimmt. Mit der richtigen Auswahl sollte es auch niemandem schwerfallen kalorienarm oder eben kalorienreich (z. B. Nahrung mit vermehrten Fetten etc.) zu essen. Gerade unter dem Umstand, dass ein Kalorienüberschuss von 200 bis 300 Kalorien bereits ausreicht, um kontinuierlich Muskeln aufzubauen, macht die Einnahme von hochkalorischen Weight-Gainer-Shakes mit vierstelligen Kalorien aus minderwertigen Kohlenhydratquellen in meinen Augen keinen Sinn. Überwiegend setzen die Hersteller auf die Verwendung von modifizierter Stärke, Maltodextrin, Weizenmehl etc., also auf Nährstoffe, die im besten Fall gemieden werden. Hinzu kommt meist ein geringer Anteil an Protein, der das Produkt jedoch auch selten aufwertet. Erfahrungsgemäß greifen eher Anfänger zu derartigen Produkten, da geglaubt wird, dass Unmengen an Kalorien aufgenommen werden müssen, um Muskeln zu generieren. Zudem werden die Ernährungsgrundlagen meist noch nicht beherrscht und der eine oder andere Konsument mag wahrscheinlich auch etwas ungeduldig sein, wenn die Muskeln nicht über Nacht wachsen. Die günstigen Rohstoffe und der Teilabsatz solcher Produkte sind wahrscheinliche Gründe, warum diese bisher noch nicht aus dem Segment verschwunden sind.

5.3 Routine Supps

Die folgenden Angaben über die Einnahme von Nahrungsergänzungsmitteln und entsprechende Dosierungen sind nicht als Empfehlung für den eigenen Konsum zu verstehen. Sie ergeben sich aus dem Einnahmeprotokoll und ermittelten Bedarf des Autors in der Diät. Jegliche Einnahmen von Nahrungsergänzungsmitteln sind individuell zu bestimmen und anhand von gemessenen Parametern in der entsprechenden Dosierung einzustellen. Einnahmen sollten nie ohne den Rat eines Arztes oder Pharmazeuten erfolgen.

Ergänzungen im Bereich der Makro- und Mikronährstoffe:

Makronährstoffergänzung	Whey-Protein 25 bis 50 g je Portion EAA`s 15 bis 25 g je Portion Omega 3 mindestens 3 g EPA/DHA verteilt zu den Mahlzeiten
Mikronährstoffergänzung	Multivitamin 1 x pro Tag Vitamin C bis zu 3 g Zink 25 mg – 100 mg Magnesium von 250 mg bis 1000 mg Kalium Vitamin D3 & K2 (Dosierung orientiert sich anhand von Blutwerten) Selen & Iod jeweils 200 µg (bei Iodmangel entsprechend höhere Dosierung mit einer lugolschen Lösung)

Genutzte Ergänzungen mit entsprechendem Funktionsbezug:

All IN	Multivitamin
Immunschutz	Vitamin C Vitamin D & K2 Zink
Herz	Omega 3 Citrus Bergamot
Leber	Curcuma Mariendistel Cholinbitartrat
Schilddrüse	Iod Selen
Elektrolyte	Magnesium Kalium Salz
Verdauung	Apfelessig Flohsamenschalen Inulin
Schlaf	Melatonin
Stressreduktion / Cortisolsenkung	Vitamin C Ashwagandha Extrakt KSM-66 Gamma-Amino-Buttersäure
Blutzuckerkontrolle	Berberin

5.4 Fazit

Schlussendlich ist festzuhalten, dass Supplements die eigene Ernährung optimieren und der Markt effektive Produkte bietet, die den Weg zum Erfolg vereinfachen. Die Materie sollte allerdings verstanden werden, so dass Abstand zu Produkten genommen wird, bei denen lediglich das Marketing überzeugt. Der Schlüssel zum Erfolg beim Gebrauch von Supplements ist, ähnlich wie in der Ernährung, die bedarfsgerechte Anwendung und der gewissenhafte Einsatz mit Verstand.

Auch die Nahrungsmittelverordnung definiert Supplements als das was sie lediglich sind, nämlich Lebensmittel. Den Vorteil den diese Lebensmittel allerdings bieten ist die konzentrierte Form an Nährstoffen, die dafür genutzt werden kann, gewisse Mängel auszugleichen. Supplements bleiben jedoch „Ergänzungen", die auf der Grundlage einer angepassten Ernährung aufbauen. Da Supplements keine Wundermittel sind, können diese keine grundlegend falsche Ernährung ausgleichen.

Jeder Anwender sollte selbst herausfinden was in Anbetracht individueller Defizite funktioniert und sinnvoll ist. Gerade im Bereich erforschter Gesundheitssupplements kann der Gesundheitszustand und das Wohlbefinden verbessert werden, jedoch sollte hier der Einsatz nicht präventiv ohne Symptomatik erfolgen. Grundsätzlich ist natürlich ein „blinder" Einsatz aller Supplements abzuraten. Auch wenn die Ernährung die primäre Voraussetzung zur Erfolgsumsetzung darstellt, kann dies bei der Planung auch in Kombination mit dem Einsatz von Supplements erfolgen, da viele nichts anderes als Nahrungsmittel sind, die für ein optimiertes Makro- und Mikronährstoffverhältnis sorgen. Ergänzungen liefern in diesem Fall einen praktischen Vorteil und vereinfachen eine Umsetzung der geplanten Nahrungszufuhr. Für die genaue Bestimmung jeglicher Mikronährstoff-Defizite eignet sich im Optimalfall eine Blutanalyse und Auswertung eines Mediziners (wichtiger im Fall fettlöslicher Vitamine).

6. Süßungsmittel

Der Sinn und Zweck von Süßungsmitteln besteht darin Lebensmittel zu versüßen und schmackhafter zu machen, um eine kalorienarme und diätgerechte Ernährung geschmacklich attraktiver und gewohnter zu gestalten, als auch auf herkömmliche kalorienreiche Süßungsstoffe, wie z. B. den Einfachzucker, zu verzichten. Die Süßungsmittel finden als Zusatz in Lebensmitteln und Getränken Anwendung. Gerade beim Konsum von Light/Zero-Softgetränken wird häufig die Frage gestellt, ob die enthaltenen Süßungsmittel, wie der Süßstoff „Aspartam", gesundheitsgefährdend sind.

Um für den Bereich der Süßungsmittel etwas mehr Klarheit zu schaffen, soll das vorliegende Kapitel grundsätzlich über Arten, Wirkung und Nebenwirkungen der handelsüblichen Süßungsmittel aufklären und informieren. Auch die Frage über gesundheitliche Risiken soll hinreichend geklärt werden.

6.1 Süßstoffe und Zuckeraustauschstoffe im Überblick

Die tabellarisch aufgeführten Süßstoffe und Zuckeraustauschstoffe sind alle Süßungsmittel, die in der EU zugelassen sind. Bei den Stoffen handelt es sich um solche, die in Deutschland in Lebensmitteln und Getränken verwendet werden.

Süßstoffe	**Zuckeraustauschstoffe**
1. Acesulfam K (E950) Ca. 200 x süßer als Zucker	1. Sorbit (E420)
2. Aspartam (E951) *Ca. 200 x süßer als Zucker*	2. Mannit (E421)
3. Cyclamat (E952)	3. Isomalt (E953)
4. Saccharin (E954) *Ca. 500 x süßer als Zucker*	4. Maltit (E965)
5. Sucralose (E955) *Ca. 500 - 600 x süßer als Zucker*	5. Lactit (E966)

6. Thaumatin (E957) *Ca. 2000 x süßer als Zucker*	6. Xylit (E967)
7. Neohesperidin (E959) *Ca. 400 - 600 x süßer als Zucker*	7. Erythrit (E968)
8. Steviolglycoside (E960) *Ca. 200 - 300 x süßer als Zucker*	8. Polyglycitolsirup (E964)
9. Neotam (E961) *Ca. 7000 x süßer als Zucker*	
10. Aspartam-Acesulfam-Salz (E962) *Ca. 200 x süßer als Zucker*	
11. Advantam (E969) *Ca. 37000 x süßer als Zucker*	

Die Süßstoffe und Zuckeraustauschstoffe werden seit der Lebensmittelverordnung aus dem Jahr 2014 zu Süßungsmitteln zusammengefasst. Für die Süßungsmittel gibt es Kennzeichnungsvorschriften, wenn diese in Lebensmitteln verwendet und verkauft werden. Im Rahmen dieser Vorschriften muss auf dem jeweiligen Lebensmittel der Hinweis über den Inhalt von Süßungsmitteln deklariert, die E-Nummer des Zusatzstoffes genannt und ein Warnhinweis bei Zuckeraustauschstoffen (= wenn Anteil über 10 % vom Gesamtprodukt) über eine abführende Wirkung bei übermäßigem Verzehr vermerkt sein. Zusätzlich ist bei der Verwendung von Aspartam/Aspartam-Acesulfam-Salz eine Kennzeichnung verpflichtend, die auf den Inhalt dieser Süßstoffe sowie einer Phenylalaninquelle hinweist. Bei verwendeten Zuckeraustauschstoffen in verpackten Lebensmitteln werden die Kohlenhydrate bei der Nährwertkennzeichnung gesondert unter „mehrwertige Alkohole" angegeben.

Der Unterschied zwischen Süßstoffen und Zuckeraustauschstoffen besteht größtenteils im Kaloriengehalt. Die Süßstoffe enthalten minimal bzw. gar keine Kalorien. Die Süßkraft ist allerdings sehr hoch und kann bis zu 3000 mal höher als die vom Zucker sein. Überwiegend sind die Süßstoffe, wie das Aspartam, in Light/Zero-Getränken wiederzufinden. Die Zuckeraustauschstoffe besitzen hingegen einen Energiegehalt von 2,4 Kilokalorien pro Gramm. Sie werden dennoch insulinunabhängig im Stoffwechsel verwertet. Einige Zuckeraustauschstoffe sind allerdings auch komplett kalorienfrei, wie z. B. das Erythrit. Die Zuckeraustauschstoffe werden in Lebensmitteln als Zuckeralkohole deklariert. Auch diese finden sich in Getränken und Fertigprodukten wieder. Gerade Diätprodukte und Nahrungsergänzungsmittel, wie Proteinriegel, Proteinpulver etc., enthalten diese Zuckeralkohole, um ein kalorienarmes Produkt mit entsprechender Süße anzubieten.

6.2 Wirkung- und Nebenwirkungspotential im Körper

Genau wie beim Zucker binden auch Süßungsmittel die Süß-Rezeptoren an unserer Zunge. Im Gegensatz zum Zucker hat der Süßstoff keine Kalorien und wird vom Körper nicht verstoffwechselt. Der Süßungsgrad ist bei den Süßungsmitteln, wie bereits dargestellt, deutlich höher als beim Zucker. Die Zuckeraustauschstoffe haben im Durchschnitt 2,4 Kilokalorien auf ein Gramm. Die Wirkung bezüglich Tumor- bzw. Krebsbildung wurde hinreichend widerlegt. Auch das Erzeugen von Kopfschmerzen oder ansteigende Glucoseintoleranz sind Nebenwirkungen, die nicht abschließend belegt sind und somit nicht in Zusammenhang mit der Einnahme von Süßungsmitteln stehen. Eine Glucoseintoleranz kann faktisch ausgeschlossen werden, da Süßstoffe, aufgrund fehlender Kalorien, keine Auswirkung auf den Insulinspiegel haben. Bei Zuckeraustauschstoffen ist der Einfluss auf den Blutzuckerspiegel sehr gering. Im Gegensatz zum Zucker haben Süßungsmittel keine Auswirkungen auf eine Kariesbildung (nicht kariogen) und greifen die Zähne daher nicht an.

Grundsätzlich sind alle Süßungsmittel als leicht verdaulich zu beurteilen. Der übermäßige Verzehr von Zuckeraustauschstoffen kann allerdings zu Störungen und Unverträglichkeiten im Verdauungstrakt (Blähungen bis Durchfall) führen. Der Grund für die „abführende" Wirkung bei übermäßigem Verzehr der Zuckeraustauschstoffe ist, dass Teile der Zuckeraustauschstoffe vom Körper resorbiert werden und überschüssige Anteile von bestimmten Bakterienkulturen im Darm verwertet werden. Die Bakterien vermehren sich im Darm und sorgen dort für ein Ungleichgewicht der Darmflora, was sich in Blähungen bis zu Durchfall als körperliche Reaktion äußert. Der Grad der Verträglichkeit variiert dabei von Mensch zu Mensch. Es ist daher wahrscheinlich, dass Menschen mit einem empfindlichen Darm sensibler auf Zuckeraustauschstoffe reagieren.

Teilweise kursiert immer noch die Annahme, dass Süßstoffe den Appetit anregen würden. Diesbezüglich wurden bereits Studien durchgeführt. Wie bei fast allen erfolgten Studien mit Süßungsmitteln sind die Tierstudien nicht auf den Menschen übertragbar. Grundsätzlich essen Tiere nicht bis zur Sättigung, sondern evolutionsbedingt so viel wie Nahrung vorhanden ist. Der Mensch bestimmt die Menge an der zugeführten Nahrung selbst und steuert diese bewusst. Zudem ist die Ernährung beim Menschen deutlich abwechslungsreicher und vielseitiger. Stützt man die Annahme, dass sich der Appetit durch die Zugabe von Süßungsmitteln steigert, weil Tiere in durchgeführten Studien mehr Nahrung aufnahmen, so ist dies eher auf das natürliche Essverhalten der Tiere zurückzuführen und auf den Menschen nicht übertragbar. Die Annahme, dass Süßungsmittel den Appetit steigern, kann durch die ausgeführten Studien nicht bestätigt werden.

Die häufigste Annahme unter Einbeziehung gesundheitlicher Risiken beim Konsum von Süßungsmitteln ist das Erzeugen von Tumoren bzw. das Auslösen von Krebsarten im Körper. Spezifisch besteht diese These für den Konsum des Süßstoffes Aspartam. Die durchgeführte Studie und die Ergebnisse werden im Folgekapitel „Aspartam" erläutert. Es kann allerdings vorweg genommen werden, dass die Blutkonzentration an Aspartam für Menschen in der Menge, wie es den Mäusen verabreicht wurde, nicht möglich ist zu erreichen. Eine solche Menge ist utopisch hoch und durch den Konsum von handelsüblichen Produkten nicht realisierbar. Die Studie kann daher nicht auf den Menschen übertragen werden, da die extrem hohe verabreichte Menge an Aspartam an die Mäuse nicht im Verhältnis zu einem realistischen menschlichen Ess- und Trinkverhalten steht.

Je nach Verträglichkeit sollten Süßungsmittel im angemessenen Verhältnis konsumiert werden. Aus der jetzigen wissenschaftlichen Sicht sind Süßungsmittel und der tägliche Konsum unbedenklich. Auch nach der deutschen Gesellschaft für Ernährung unterschreiten alle im Handel zugelassenen süßstoffhaltigen Lebensmittel und Produkte die Tageshöchstdosis an Süßungsmitteln, daher können Konsumenten unbesorgt sein, solange die üblichen Portionsgrößen verzehrt werden und kein exzessiver Konsum vorliegt.

6.3 Xylit

Der fünfwertige Zuckeralkohol Xylit (E967) hat die gleiche Süßkraft wie Zucker. Er ist vor allem in Kaugummis und Zahnpasta verarbeitet, da er beim Kauen, durch Kontakt mit Speichel und Zähnen, in den Bakterien-Stoffwechsel eingreift. Das Wachstum und Anheften der Bakterien an den Zähnen wird gehemmt, also auch das der kariesfördernden Bakterien. Das Xylit bietet daher neben seiner Süßkraft positive Eigenschaften und gilt für den Menschen als gesundheitsunbedenklich. Gleichzeitig ist Xylit aber auch ein Paradebeispiel, warum sich Tier- nicht auf Humanstudien übertragen lassen. Süßstoffe standen in den Anfängen oft in der Kritik, weil man vermutete, dass sie den Insulinspiegel, genau wie Zucker, ansteigen lassen. Das Problem dabei wäre also, dass durch die Einnahme eines Süßstoffes der Insulinspiegel ansteigt und die Blutglucose abfällt, da ja keine Glucose zugeführt wird. Genau diesen Fall ergaben Studien mit Hunden, die bereits bei den geringsten Mengen Xylit eine Hypoglykämie erlitten. Der Insulinanstieg erhöhte sich bei den Hunden bis auf das siebenfache, wobei eine Rebound-Hyperglykämie selten war. Eine Nichtbehandlung in einem solchen Fall führte unweigerlich zum Tod des Hundes. Weiterhin zeigten Studien, dass es bei Hunden ab einer gewissen Dosis (0,5 g/kg) zu akutem Leberversagen kommen kann. Auch für Frettchen, Kaninchen, Kühe, Ziegen und Paviane ist der Süßstoff toxisch. Die Praxis zeigte, dass die Wirkung beim Menschen der von Hunden nicht in geringster Weise ähnelt. Auch für Pferde, Ratten und Katzen ist Xylit ungefährlich. Die Wirkung auf Tier und Mensch kann bei Süßungsmitteln daher nie pauschal übertragen werden und bedarf einer individuellen Beurteilung.

6.4 Aspartam

Der Süßstoff Aspartam wird von einem Großteil von Konsumenten, als auch logischerweise von den Nicht-Konsumenten, immer noch kritisch betrachtet, da die Studienlage bezüglich gesundheitlicher Auswirkungen zwar besteht, die durchgeführten Tierstudien allerdings nicht auf den Menschen übertragbar und die Ergebnisse somit nicht aussagekräftig sind. Gesundheitliche Risiken wurden bisher also nicht bestätigt, wobei Spätzeitfolgen bei übermäßigem Konsum auch nicht ausgeschlossen werden können, da dafür keine verwertbaren Studien bestehen. Grundsätzlich wird Aspartam nach Auswertung aller bestehenden Studien von der Europäischen Behörde für Lebensmittelsicherheit (EFSA) als unbedenklich eingestuft. Zunächst sollte einmal definiert werden, um was es sich bei Aspartam überhaupt handelt.

Aspartam ist ein Süßstoff, der synthetisch hergestellt wird und sich von den α-Aminosäuren L-Asparaginsäure sowie L-Phenylalanin ableitet. Deklariert wird Aspartam als Zusatzstoff in Lebensmitteln unter der E-Nummer 951. Die kristalline Substanz ist farblos und süß schmeckend (ca. 200 mal süßer als Zucker). Dementsprechend wird zum Süßen von Getränken eine deutlich geringere Menge Aspartam als Zucker benötigt, um das Getränk entsprechend schmackhaft zu machen. Aspartam hat wie alle anderen Süßstoffe keine Auswirkungen auf das Hungergefühl oder die Insulinausschüttung. Die Europäische Union begrenzt die empfohlene Tagesdosis auf 40 mg pro Kilogramm Körpergewicht. Zur Orientierung enthält eine Cola der Light/Zero-Variante ca. 130 mg Aspartam auf einem Liter. Die EFSA gibt an, dass der Konsum von Aspartam keine Nebenwirkungen hat, solange der ADI-Wert eingehalten wird. Bei diesem Wert handelt es sich um eine Verzehrmenge, die ein Leben lang konsumiert werden kann, ohne dass mit einem Risiko für die Gesundheit gerechnet werden muss. Dieser ADI-Wert (übersetzt: akzeptable tägliche Dosis) liegt bei Aspartam bei den bereits genannten 40 mg pro Kilogramm Körpergewicht am Tag. Für unseren immer wieder beispielhaft dargestellten 80 kg schweren Athleten würde das einen täglichen Konsum von 24,6 Liter Cola Light bedeuten, der immer noch als unbedenklich, in Bezug auf die Aspartammenge, bewertet wird. Die Menge an Diätsoftgetränken, wie z. B. Cola Light, ist also recht utopisch, um den Grenzwert zu erreichen bzw. zu überschreiten.

Mit Hinblick auf die Aspartam-Studienlage wurden die ersten Studien in den 80er Jahren durchgeführt und sollten klären, ob ein Zusammenhang zwischen Kopfschmerzen und einer Aspartamaufnahme besteht. In einer Studie aus dem Jahr 1987 (Schiffman) erhielten 40 Probanden entweder 30 mg Aspartam pro Kilogramm Körpergewicht oder ein Placebo. Es gaben mehr Probanden mit dem Placebo an, dass sie nach der Einnahme Kopfschmerzen verspürten, als diejenigen, die wirklich Aspartam konsumierten. Insgesamt klagten 35 % der Aspartamkonsumenten nach der Einnahme über Kopfschmerzen. Bei der Placebogruppe waren es sogar 45 %. Der Zusammenhang zwischen Kopfschmerzen und einer Aspartamaufnahme konnte in der Studie folglich nicht belegt werden. Eine ein Jahr später erfolgte Studie durch Koehler und Glaros mit gleichem Anlass brachte es zu keiner abschließenden Auswertung, weil nur 11 von 25 Teilnehmern die Studie beendeten.

Die weitverbreitetste These besteht allerdings in der Annahme (in Bezug auf den Konsum von Aspartam) einhergehender Tumor- bzw. Krebsbildung. Dazu wurde im Jahr 2005 die bekannte Mäusestudie durch die Europäische Stiftung für Onkologie und Umweltforschung „Bernardino Ramazzini" in Bologna durchgeführt. Den Mäusen wurden hohe Mengen an Aspartam zugeführt. In der Folgezeit erlitten die Mäuse Tumorbildungen. Daraus resultierte das Studienergebnis, dass ein Zusammenhang zwischen der Einnahme von Aspartam und einer einhergehenden Erkrankung an Krebs bzw. Tumorbildung bestehen könnte. Laut der European Food Safety Authority (kurz: EFSA) sind die Ergebnisse nicht auf den Menschen übertragbar, da alleine die in Relation übertragene Menge an Aspartam beim Menschen für einen Konsum nicht realistisch ist. Zudem gab es Widersprüche bei der Einbeziehung vorausgegangener Studien und es wurden Ergebnisse fehlinterpretiert. Im Jahr 2006 bestätigte eine Studie ausgehend des US National Cancer Institute, dass kein Zusammenhang zwischen der Wirkung von Aspartam und Tumorbildungen besteht.

Auch Experten des Deutschen Institutes für Ernährungsforschung bestätigen, dass sämtliche Ergebnisse aus Tierversuchen nicht auf den Menschen übertragbar seien. Die EFSA schloss im Jahr 2013 eine vollständige Risikobewertung zu Aspartam ab. Zur Durchführung der Bewertung wurden bestehende wissenschaftliche Forschungsergebnisse zu Aspartam und dessen Abbauprodukten, als auch Studien an Tieren und Men-

ten. Für den Konsum von Süßstoffen, die sich überwiegend in Light/Zero-Getränken wiederfinden, kann ich trotz teilweise hohem und konstantem Konsum keine gesundheitlichen Nachteile berichten. Die unbedenkliche Einnahme und Dosierungsempfehlung der EFSA bezüglich des Süßstoffes Aspartam kann ich daher stützen. Neben Wasser halte ich Getränke aus dem Light und Zero Segment für eine geeignete Flüssigkeitsquelle in der Diät und ich sehe keinen Grund auf solche zu verzichten. Ich verzichte seit Jahren auf zugesetzten Zucker und auch der Konsum von Lebensmitteln mit natürlichem Zuckeranteil ist bei mir beschränkt. Die Süßstoffe sind also zum Großteil auch Ersatzstoff für mich, um nicht immer auf den süßen Geschmack verzichten zu müssen. Auch der Konsum von Zuckeraustauschstoffen ist überwiegend positiv geprägt. Im Gegensatz zu den Süßstoffen muss hier allerdings klar gesagt werden, dass die Verzehrmenge beachtet werden sollte.

Aufgrund der Kombination und deutlich zu hohen Menge an Zuckeraustauschstoffen machte ich genau einmal eine negative Erfahrung mit einem Diäteis aus dem Discounter. Nach kurzer Recherche nach dem Ereignis erfuhr ich, dass mehrere Konsumenten die gleichen negativen Erfahrungen machen durften. Der Eiskonsum führte unweigerlich zu einer, nennen wir es „Dysbalance" meines Darm-Mikrobioms bzw. einfach ausgedrückt zu einer Ansammlung von Bakterien in meinem Darm. Das Resultat war ein Ungleichgewicht meiner Darmflora, das in starker Darmtätigkeit und Abführungen ausartete. Auch am nächsten Tag litt ich noch an einem anhaltenden Blähbauch, Blähungen und Nahrungsunverträglichkeiten. Das Eis enthielt folgende Ballaststoff-Süßungsmittelmischung: *Polydextrose,* Chicorée-*Fasern, lösliche Maisstärke, Süßungsmittel: Erythrit, Isomalt, Sucralose.* Die einzelnen Zuckeraustauschstoffe habe ich zuvor immer gut vertragen, daher denke ich, dass die Kombination und Menge für die Unverträglichkeit verantwortlich waren. Bei den Nahrungsergänzungsmitteln kann ich ebenfalls auf eine gute Verträglichkeit verweisen.

Dass es grundsätzlich zu Darmunverträglichkeiten, gerade bei Zuckeralkoholen, kommen kann ist bekannt, daher sollte die eigene Verträglichkeit immer eigenständig erprobt werden. Bei neuen Produkten, gerade mit Kombinationen von Süßungsmitteln, sollte bezüglich der Verzehrmenge eine gewisse Vorsicht bestehen. Grundsätzlich halte ich Süßungsmittel für eine gute und brauchbare Alternative zum Zucker, da der Mensch nach seinen Sinnen bestrebt ist süß zu essen und die Süßstoffe, als auch Zuckeraustauschstoffe, eine für den Menschen gesundheitsunbedenkliche und kalorienarme (-freie) Alternative darstellen. Ausschließlich die Einnahme moderater Mengen sollte beherzigt werden.

7. Begleitelemente

7.1 Intermittent Fasting

Ein riesiger Hilfsfaktor im Rahmen der Diät, aber auch außerhalb, kommt aus dem Bereich der Ernährungsmethoden und des Nährstofftimings, das „Intermittent Fasting“ oder auf Deutsch das Intervallfasten. Unabhängig von den Vor- und Nachteilen des Fastens ist es für mich eine erleichternde Art und Weise für die Umsetzung der Diät, um gesetzte Kalorienmengen nicht zu überschreiten. Zudem ist es eine Möglichkeit sich mit einer geringen Nahrungsmenge weitestgehend zufrieden zu stellen. Auch außerhalb einer kalorienreduzierten Diät kann das „Intermittent Fasting“-Prinzip dazu verhelfen die Ernährung deutlich bewusster zu gestalten. Zielgerichtet ist das IF allerdings eine Methode, um Körperfett zu reduzieren und das körperliche als auch geistige Level zu verbessern. Ich habe das IF mittlerweile dauerhaft in meinen Alltag und Lebensstil integriert, da ich so meine Mahlzeiten bedarfsgerechter steuere und ich mir dadurch deutlich mehr Flexibilität verschaffe. Mittlerweile ist auch die herrschende Ansicht weit weg von dem Prinzip alle zwei Stunden Nahrung bzw. Protein zuführen zu müssen, um katabole Zustände zu umgehen. Für die Zeit des Fastens bedarf es natürlich einer Gewöhnung des Körpers und der bisherigen Routinen, überzeugt im Anschluss allerdings durch deutlich mehr Vorteile zu denen wir in diesem Kapitel noch kommen.

Grundsätzlich ist das Fasten ein bestimmter Zeitraum in dem keine Aufnahme von fester Nahrung und Kalorien erfolgt, daher werden dem Magen-Darm-Trakt in dieser Zeit keine zu verarbeitenden Nährstoffe zugeführt. Ausschließlich erlaubt sind je nach Auslegung des IF kalorienfreie Getränke, wie Wasser, schwarzer Kaffee, ungesüßter Tee oder auch Light/Zero-Getränke. Es bestehen die unterschiedlichsten Ausführungen und Variationen des IF mit Zeiträumen von 12 bis 20 Stunden ohne Nahrungsaufnahme, aber auch ganze Tage werden in einigen Konzepten vorgesehen. Zum Zwecke eines Diätvorhabens, in dem Muskeln erhalten und Fett reduziert werden soll, habe ich mich persönlich auf zwei bestehende Konzepte zur Veranschaulichung beschränkt, die ich beide bereits in der Praxis umsetzte. Zum einen auf eines der bekanntesten Konzepte des Gründers der Onlineseite „leangains.com“, Martin Berkhan (16-8-Konzept) und zum anderen eine etwas strengere Auslegung eines Fastenernährungsprinzips nach dem Fitnessathleten Ori Hofmekler (20-4-Konzept). Speziell diese beiden Ernährungsprotokolle eignen sich hervorragend für das Vorhaben, welches mit diesem Buch realisiert werden soll, da es sich bei den Autoren um Athleten handelt, die mit ihren Auslegungen der Fastenmethoden die größtmögliche Effektivität zur Fettreduktion ermöglichen möchten. Natürlich ist die Fettreduktion nur ein Vorteil, welcher sich bei der Umsetzung der Konzepte ergibt, dennoch ist es wichtig auf bestehende Ernährungsprotokolle und Methoden zurückzugreifen, die einen hohen Leistungsumsatz und die Ausübung von Kraftsport berücksichtigen, denn unser Vorhaben beinhaltet nicht nur eine Gewichtsabnahme, sondern das Erreichen einer gewissen athletischen Ästhetik, die durch maximale Fettreduktion und Muskelerhalt geprägt ist. Die beiden ausgewählten Konzepte der 16-8 und 20-4 Methode sollen folgend etwas genauer erläutert werden. Zunächst werden jedoch einmal die Grundsätze des IF beleuchtet.

7.1.1 IF-Grundsätze

Wie anfangs genannt ist das IF ein periodisches Fastenprinzip bei dem in einem vorbestimmten Zeitraum auf Nahrung verzichtet wird und in einem folgenden, meist kürzeren, Zeitraum Nahrung aufgenommen wird. Somit ist das IF eher als bestimmtes Ernährungsprinzip, als Diätform, zu bezeichnen. Welche Nahrungsmittel in dem „Esszeitfenster" konsumiert werden hängt von dem jeweiligen IF-Konzept ab, ist jedoch per se an keine spezielle Diät oder Ernährungsform gekoppelt, so dass dieser Zeitraum flexibel gestaltet werden kann. Der Umstand der flexiblen Ernährungsauswahl ist jedoch in einigen konkreten IF-Konzepten nicht vorgesehen und gilt nur für die allgemeine Auslegung. Wie speziell so ein Konzept werden kann wird allerdings noch anhand der Konzeptbeispiele ausgeführt. Im Rahmen einer unabhängigen Umsetzung kann natürlich auch die Länge des Fastenzeitraums von jedem Anwender anpassungsfähig gestaltet werden, so dass der Grundsatz des Intervallfastens immer noch Anwendung findet. Die Auslegung obliegt jedem Anwender selbst, also ob ein bestehendes Konzept übernommen und eingehalten wird oder das IF etwas „angepasster" auf die jeweiligen Bedürfnisse modelliert wird.

Die Gründe für das IF sind vielseitig, in der Regel möchten Anwender in erster Linie allerdings abnehmen und Fett reduzieren. Grundlegend ist nicht die IF-Methode für die Gewichtsabnahme verantwortlich, dennoch ist das IF ein „Diet-Tool", um diesen Prozess deutlich zu vereinfachen. Gerade das Einhalten einer sehr niedrigen Kalorienzufuhr kann für viele Athleten zu einer großen Herausforderung werden. Das IF kann dazu beitragen das Hungergefühl unter Kontrolle zu bringen. Ein gleichbleibender Insulinspiegel ohne hohe Ausschläge (Insulinpeaks) verhindert Heißhungerattacken und vor allem das Verlangen nach Süßem oder Kohlenhydraten. Zudem ist eine große Portion an Nahrung im freigegebenen Essenszeitraum deutlich befriedigender, als wenn die „wenigen" Kalorien, die in der Diät vorhanden sind, über den Tag verteilt werden. Nachgewiesen kommt es durch die Fastenphase jedoch zu einer Anpassung des Hormons „Ghrelin", was das Ausbleiben des Hungergefühls erklärt. Ein weiterer Vorteil ist, dass das IF-Prinzip die Mahlzeiten deutlich bedarfsgerechter platziert. Da sich die Fastenzeit in der gängigen Auslegung in einem Tageszeitraum befindet, ist dieser Zeitraum als eher kurz zu betrachten. Die Fastenphase wechselt also mit der Phase der Nahrungsaufnahme in sehr kurzer Zeit. Der Körper reagiert demnach auf katabole und anabole Zeiträume, so dass die Nahrungsaufnahme in einer anabolen Phase, wie z. B. nach dem Training, gesetzt wird. Das Nährstofftiming findet hier also seine Anwendung und der Körper ist gezwungen auf die wechselnde Stoffwechsellage zu reagieren.

Durch das Ausnutzen der anabolen Zeiträume mit der Nahrungsaufnahme werden Nährstoffe effizienter verwertet. Die Folge ist, dass in der Diät deutlich mehr Muskelmasse geschützt werden kann und auch die Fettverbrennung in der katabolen Phase intensiver ist. Für Athleten die eine Diät flexibler gestalten möchten punktet das IF, da die Häufigkeit der Nahrungszubereitung geringer ist, als bei anderen Diätkonzepten oder dem Meal-Prep. Über gesteigerte kognitive Fähigkeiten im Rahmen einer Kalorienreduktion habe ich bereits im Kapitel der Energiebilanz aufgeklärt. Auch hier ist die erhöhte Konzentrations- und Gehirnleistung entsprechend eine Folge aus dem Kalorienverzicht in dem Fastenfenster. Falls ihr euch nicht mehr erinnert aus welchen Gründen die Schärfung der Sinne erfolgt, könnt ihr nochmal in das entsprechende Kapitel zurückblättern.

Man sagt dem IF vielseitige gesundheitliche Vorteile nach. Diesbezüglich wurden zwar Tier- und Humanstudien durchgeführt, jedoch sind die positiven Ergebnisse auf die Gesundheit eher die Folge der beigeführten Gewichtsreduktion und Anpassung auf eine gesündere Ernährungsweise, als auf das eigentliche IF-Konzept und seine Umsetzung zurückzuführen. Aus gesundheitlicher Sicht räumt man seinem Magen-Darm-Trakt jedoch in der Fastenperiode eine Regenerationszeit ohne weitere Verdauungsarbeit ein. Der Darm kann sich also in dieser Zeit entleeren und ist in der Folgephase wieder bereit Nährstoffe zu verarbeiten. Es kommt mehr oder minder zu einer Art „Reinigungsprozess" des Darms, was von Befürwortern des Fastens als Methode zur Vorbeugung von Darmkrankheiten angepriesen wird.

Ob man mit den gesundheitlichen Vorteilen d'accord ist oder nicht, kann das IF anwenderübergreifend als sehr hilfreiches „Diet-Tool" betrachtet werden, da es die Umsetzung der Diät vereinfacht und den Anwender entlastet, solange die Fastenphasen selbst nicht als belastend empfunden werden. Die Reaktion und Empfindung ist eine Typ-Frage, die individuell erprobt werden muss. Das IF ist also keine verpflichtende Methode, um das Diätziel zu erreichen, sondern ein Hilfsmittel für diejenigen, die mit diesem Tool gut arbeiten können. Es ist nicht sinnvoll das IF mit großen Fastenzeiträumen zu beginnen, wenn die Erfahrung derartiger Methoden noch nicht besteht. Entscheidet man sich für die Anwendung des IF-Tools in einer Diät eignet sich zunächst ein moderater Ansatz, wie das 16-8-Prinzip. Merkt man in der Gewöhnungsphase, dass sich das IF für einen selbst eignet, kann der Zeitraum nach der entsprechenden Empfindung erhöht werden. Grundsätzlich sollten Anwender auf jegliche Konzepte des IF verzichten, wenn sie eher kleine Mahlzeiten bevorzugen oder merken, dass der jeweilige Fastenzeitraum ihre mentale Leistung stark beeinträchtigt. Im Kontrast zu der Nahrungsaufnahme von kleinen Mahlzeiten ist die Anwendung vom IF auf jeden Fall ein No-Go, wenn eine Essstörung in jeder Form oder eine Neigung zum Binge-Eating besteht.

7.1.2 16-8-Methode

Die wahrscheinlich häufigste angewandte und auch bekannteste IF-Methode ist die des Gründers der Online-Präsenz leangains.com, Martin Berkhan. Was jedem bereits bekannt sein sollte, der diesen Namen schon einmal gehört hat ist, dass das Konzept aus einer Fastenzeit von 16 Stunden und einem Zeitraum von 8 Stunden für die Nahrungsaufnahme besteht. Die weiteren Ansätze und Ausführungen der „Leangains Methode" sollen nun einmal in Kurzform aufgeschlüsselt werden, da ich die Methode, gerade für Anfänger, für moderat und gut umsetzbar halte. Zudem berücksichtigt Martin Berkhan auch das Krafttraining und arbeitet auf Grundlage von Studienergebnissen. Grundlegend werden wie bei allen Fasten-Konzepten keine Kalorien innerhalb der Fastenphase zugeführt. Die erlaubten Ausnahmen sind Kaffee mit einem kleinen Schuss Milch, zuckerfreie Kaugummis und kalorienfreie Süßstoffe, die in Light/Zero Getränken enthalten sind. Weitere Ausnahmen für die Aufnahme von Nahrungsmitteln ergeben sich je nach vorgesehenem Trainingszeitraum. Auch die Zufuhr von Aminosäuren ist abhängig des Protokolls teilweise toleriert. Ebenfalls bestimmen die jeweiligen Protokolle in welchen Mengen und wann die täglichen Kalorien aufgenommen werden. In Abhängigkeit zu dem jeweiligen gewählten Protokoll sollten die Fasten- und Nahrungsaufnahmezeiträume konstant gehalten werden, um für eine Anpassung hormoneller Veränderungen zu sorgen. Durch die Anpassung können Hungergefühle im Fastenzeitraum vermieden werden. An trainingsfreien Tagen ist die erste Mahlzeit mit mehr als einem Drittel der täglichen Gesamtkalorien die größte des Tages. Die Mahlzeit sollte zudem aus bis zu 100 g Protein bestehen. Es ist auch tolerierbar die Hauptkalorien am Abend zu verzehren, wenn z. B. aus sozialen Anlässen der Zeitpunkt am Abend besser passt. An Trainingstagen erfolgt die größte Mahlzeit Post-Workout. Nach Berkhan kann die Fastenphase vorzugsweise dazu genutzt werden, um produktiv zu sein. Für die Einnahme von Nahrungsergänzungsmitteln verweist er auf die Einnahme von Multivitamin, Omega-3 und Vitamin D. Das jeweilige Protokoll für die spezifische Umsetzung wird vom Anwender selbst ausgewählt und richtet sich nach den individuellen Lebensumständen, also wann der jeweilige Anwender arbeitet und zu welchem Zeitpunkt dieser das Training absolviert. Es besteht keine vorgeschriebene Anzahl an Mahlzeiten, die realistische Umsetzung beschränkt sich jedoch auf ca. drei Mahlzeiten für die optimierte Anwendung der Protokolle.

Der Zeitraum für die Nahrungsaufnahme wird für den Nachmittag bis in den Abend empfohlen, was bedeutet, dass auch die Fastenphase am Abend beginnt und am Mittag des Folgetages endet. Gerade dieser Zeitraum lässt sich für die meisten Menschen sozialverträglich vereinbaren. Für die Aufnahme der Makronährstoffe gilt eine konstante Proteinmenge, mehr Kohlenhydrate an Trainingstagen (entsprechend weniger Fett) und weniger Kohlenhydrate an trainingsfreien Tagen. Die Kalorienmenge ist abhängig von der Zielsetzung, was bedeutet, dass das IF nach Martin Berkhan sowohl für die Fettreduktion, den Muskelaufbau und die „Body Recomposition“, also den gleichzeitigen Fettabbau und Muskelaufbau, angewendet werden kann. Der Beginn der gesetzten Mahlzeiten richtet sich hauptsächlich nach dem Zeitpunkt des Trainings, daher gibt es verschiedene Protokolle für die Anwendung. Grundsätzlich gilt, dass kein Training komplett gefastet absolviert wird.

Wird das Training am sehr frühen Morgen (z. B. 06:00 Uhr) absolviert, so sollen 10 g BCAA`s Pre-Workout konsumiert werden. Auch nach dem Training sowie zwei Stunden im Anschluss sind jeweils 10 g BCAA`s vorgesehen. Die erste Mahlzeit gibt es sechs Stunden nach dem Training. Erst zu diesem Zeitpunkt beginnt das Essensfenster, unabhängig von den eingenommenen Aminosäuren. An trainingsfreien Tagen kann auf die BCAA`s verzichtet werden. Wird das Training um die Mittagszeit (z. B. 12:00 Uhr) durchgeführt, so sollen auch hier entweder 10 g BCAA`s oder 30 g Whey Protein Pre-Workout eingenommen werden, um einen kompletten Fastenzustand innerhalb des Trainings zu vermeiden und die Proteinsynthese zu stimulieren, denn nach dem Training beginnt hier direkt das achtstündige Essensfenster. Der Großteil der Kalorien, als auch Kohlenhydrate, sollten Post-Workout erfolgen. Für das Protokoll bei einem vorgesehenen Training am Nachmittag (ca. 16:00 Uhr) gilt eine Pre-Workout Mahlzeit aus einem Viertel der Tageskalorien sowie eine große Post-Workout Mahlzeit. Zusätzlich kann eine dritte Mahlzeit am Abend konsumiert werden, um die Gesamtkalorien zu füllen. Die letzte Variante ist das Protokoll für das Training am Abend (ca. 20:00 Uhr). Auch hier wird die erste Mahlzeit mit einem Viertel der Gesamtkalorien am Mittag verzehrt. Eine Pre-Workout Mahlzeit wird ca. vier Stunden nach der ersten Mahlzeit konsumiert. Die letzte Mahlzeit erfolgt Post-Workout.

Es zeigt sich also durch die verschiedenen Protokolle nach Martin Berkhan, dass das IF auf die jeweiligen Umstände modelliert werden kann und kein starres System darstellt. Es wird sich immer an dem Zeitpunkt des Trainings orientiert, so dass die Mahlzeiten bedarfsgerecht gesteuert werden und das Nährstofftiming Anwendung findet. Auch werden Kohlenhydrate an den Tagen reduziert, wo der Leistungsumsatz geringer ist und die Energie nicht benötigt wird, wie im umgekehrten Fall z. B. für die Trainingsperformance. Wer von der IF-Methode nach Martin Berkhan überzeugt ist und diese genau in dieser Form umsetzen möchte, dem empfehle ich seine Ausarbeitung („The Leangains

Method: The Art of Getting Ripped. Researched, Practiced, Perfected." von Martin Berkhan).

7.1.3 20-4-Methode

Die „Warrior Diet" nach Ori Hofmekler mit einer Fastenphase von 20 Stunden und einem Essensfenster von vier Stunden stützt sich auf evolutionsbedingten Ansätzen. Demnach sind nach der Evolutionsbiologie Menschen auf eine Mahlzeit am Tag programmiert und nicht wie heute auf viele Mahlzeiten über den Tag. Die Konsequenzen aus der heutigen Ernährungsweise sind u. a. Adipositas, Diabetes und Herzerkrankungen (koronare Herzkrankheiten, Erkrankungen der arteriellen Gefäße etc.). Das Ernährungsprinzip nach Hofmekler soll eine effektive Strategie darstellen, die Lebensspanne des Organismus zu verlängern. Neben der Voraussetzung einer Mahlzeit (Hauptmahlzeit) gilt die Meidung jeder Art an Chemikalien und die adäquate Kombination von Nahrungsmitteln. Durch die Einnahme einer Hauptmahlzeit am Abend und einer geringen Nahrungszufuhr am Tag soll der Körper seinen Stoffwechsel anpassen, dadurch Fett verbrennen und kein Fett mehr einlagern. Für den Tag gilt allerdings keine absolute Fastenphase, denn je nach Ernährungsprotokoll ist die minimierte Nahrungszufuhr kleinerer Portionen Obst, Gemüse und leicht verdaulichem Protein erlaubt. Das Gesamtkonzept sieht drei wechselnde Ernährungsprotokolle vor (Carb, Fat & Detox). Für die Nahrungszufuhr am Abend gilt, dass die Menge an Nahrungsmitteln grundsätzlich nicht begrenzt ist. Über die Menge an Nahrung soll das eigene Sättigungsgefühl entscheiden. Zubereitete Mahlzeiten bestehen aus so vielen Geschmäckern, Texturen und Farben, wie es dem Anwender möglich ist. Beim Verzehr der Mahlzeiten sollen immer zuerst die Kombinationen aus Salat, Gemüse und Protein verzehrt werden und im Anschluss die Kohlenhydrate und Fette. Die Kohlenhydrate werden nach einem niedrigen glykämischen Index gewählt. Die Kombinationen aus den Nahrungsmitteln Fett und Zucker, Getreide und Zucker, Nüssen und Zucker, Nüssen und Getreide, Alkohol und Getreide, als auch Alkohol und Zucker sind zu meiden. Als sehr gute Nahrungsmittelkombinationen gelten Nüsse und Samen, Eier und Bohnen, Bohnen und Reis, Erbsen und Kartoffeln, Obst und Käse, Whey-Protein und Beeren, als auch Kartoffeln und Eier. Das zugeführte Protein und Gemüse sind mit allen Nahrungsmitteln kombinierbar. Zucker, Stärke und Fett sollten grundsätzlich nicht miteinander kombiniert werden.

Die gesamten Nahrungsmittel sollten immer unverarbeitet sein (vorzugweise Bio-Produkte), da auf genmanipulierte Nahrungsmittel verzichtet wird. Neben dem Verzicht auf verarbeitete Lebensmittel empfiehlt Hofmekler den Körper routinemäßig zu entgiften. Entsprechend gibt es Phasen ohne den Konsum von Fleisch, Getreide, Zuckeralkohole, Sojaprodukte, Alkohol und chemische Zusatzstoffe. Da das Sättigungsgefühl über die Menge an Nahrungsmitteln entscheidet, werden keine Kalorien innerhalb der Diät gezählt oder dokumentiert. Auf die Aufnahme synthetischer Vitamine und Antioxidantien soll ebenfalls verzichtet werden.

Die „Warrior Diet" unterscheidet drei Ernährungsprotokolle bzw. Pläne, den Detox-, den Fett-Energie- und den Kohlenhydrat-Energie-Plan. Nach Durchführung der einzelnen Pläne zum Beginn der Diät überprüft der Anwender die Parameter von Gewicht, Energie, Leistung und die Fähigkeit mit Stress sowie Hunger umzugehen. Nach Abschlussbeurteilung dieser Parameter wird ein Primärplan gewählt, wobei die Detox-Phase immer als sekundärer Ernährungsplan verwendet werden soll, um die Gesundheit aufrecht zu erhalten und den Fettabbau zu maximieren.

Um einen Überblick zu erhalten, um was es sich bei den einzelnen Plänen handelt und wie diese umgesetzt werden, sollen diese grob erläutert werden.

Detox

Die Detox-Phase hat die Aufgabe den Körper zu entgiften und abgebautes Fett für die Energieversorgung zu nutzen. Für die Ernährung bedeutet dieser Umstand, dass Kohlenhydrate und Fette reduziert werden. Es soll vermehrt auf Antioxidantien zurückgegriffen werden. Ein erzeugtes Kaloriendefizit leert die Glykogen- und Fettspeicher, so dass die Depots für die Energiegewinnung genutzt werden. Für die zugeführten Nahrungsmittel hat der Plan konkrete Vorgaben. Auf Getreide, verarbeitete Stärke, verarbeitetes Öl, Zuckeralkohole, Fruktose, Soja, Alkohol und Fleisch muss im Rahmen des Detox verzichtet werden. Die Nahrungsmittelzufuhr über den Tag ist deutlich reduziert und besteht aus kleinen Portionen an Obst und Gemüse, Whey-Protein oder Joghurt für alle drei bis sechs Stunden. Der Verzehr von grünem Gemüse ist dabei nicht beschränkt und unterliegt keinen Regeln. Gestartet wird der Tag mit zulässigen Getränken wie

Wasser, Kaffee, Tee oder ungesüßtem Kakao. Im Verlauf des Tages können Beeren oder Gemüsesaft verzehrt werden. Für den restlichen Tag vor der abendlichen Hauptmahlzeit gibt es den zugelassenen Verzehr von Salat oder Whey-Protein. Die Hauptmahlzeit am Abend besteht ebenfalls aus viel Gemüse und Proteinquellen, wie z. B. Fisch, Eiern und Biokäse. Um die Entgiftung des Körpers zu unterstützen können zusätzliche Nährstoffe (Berberin oder grüner Tee) ergänzt werden.

Fat

Die Fett-Phase geht in die Richtung der klassischen ketogenen Ernährungsweise, demnach werden vermehrt Fette zugeführt und Kohlenhydrate stark reduziert. Das Prinzip ist also die Bildung von Ketonkörpern, aufgrund fehlender Kohlenhydrate zur Energienutzung zu erzeugen und somit Fett als die primäre Energiequelle zu nutzen. Für die Ernährung gilt wieder ein evolutionsbedingter Ansatz der auf der Verwendung von Pflanzenölen, Nüssen und Samen, also einer vegetarischen Ernährungsweise, basiert. Es wird auf die Vorzüge der frühen menschlichen Ernährung gesetzt, um die Freisetzung von Sättigungshormonen anzuregen, als auch den Stoffwechsel anzukurbeln und in Richtung der Zielsetzung zu lenken. Am Morgen und für den Verlauf des Tages sind wie in der Detox-Phase Wasser, Kaffee, Tee und ungesüßter Kakao, als auch Whey-Protein, Gemüse und kleine Mengen Obst erlaubt. Die Kohlenhydrate beschränken sich auf die natürliche Menge im Gemüse und in den kleinen Portionen Obst. Die abendliche Hauptmahlzeit besteht aus der Zubereitung von Nüssen und Samen als primäre Energiequelle, Ergänzung durch etwas Geflügel oder Fisch und der Zugabe von Gemüse. Die Proteinmenge sollte bei moderaten 200 bis 350 g liegen.

Carbs

Der dritte Ernährungsplan sieht, wie der Name schon verrät, Kohlenhydrate für die abendliche Hauptmahlzeit vor. Auf Fette wird entsprechend verzichtet, um stark kalorienhaltige Nahrungsmittel zu reduzieren, damit ein größtmögliches Energiedefizit umgesetzt wird. Ziel ist es Glykogen und gespeichertes Fett gleichermaßen als Energiequelle zu verwenden. Weiterhin ist vorgesehen, durch die kohlenhydratreiche Ernährung den Stoffwechsel zu aktivieren und die Fettverbrennung zu beschleunigen. Die oberste Regel in dieser Phase ist also die Meidung fettreicher Nahrungsmittel und anders als erwartet, auch die Meidung von Kartoffeln. Die Alternative sollen vorzugsweise Wurzelgemüse und Hülsenfrüchte darstellen. Die reduzierte Nahrungszufuhr über den Tag sieht Whey-Protein, kleine Portionen Obst, Salat, Naturjoghurt oder Gemüsesaft vor. Grünes Gemüse ist wie bei allen Plänen unbeschränkt. Die abendliche Hauptmahlzeit kann konkret aus den Kohlenhydratquellen Erbsen, Linsen oder Bohnen, als primäre Wahl bestehen. Die Hülsenfrüchte sind mit sekundär zu wählenden Kohlenhydratquellen, wie Quinoa oder Haferflocken kombinierbar. Für welche Variation oder Quelle man sich entscheidet sollte von der persönlichen Verdauung, der Energie und dem Fettabbau abhängen. Als Proteinquelle wird auf den Verzehr von Fisch, Geflügel und Eiern verwiesen. Natürlich wird die Hauptmahlzeit mit reichlich Gemüse zubereitet. Je nach Sättigungsgrad ist die Proteinmenge nach oben oder unten steuerbar.

Auch wenn der Anwender einen primären Ernährungsplan von den drei Varianten wählt, so ist das Gleichgewicht aller Phasen für maximalen Erfolg entscheidend. Dieser Umstand bedeutet, dass alle Phasen umgesetzt werden, jedoch der gewählte primäre Ernährungsplan einen größeren Anteil einnimmt. Die Wahl des primären Energieträgers ist also zunächst abhängig von der Reaktion des Körpers innerhalb des jeweiligen Ernährungsplans bezüglich der eigenen Widerstandsfähigkeit gegenüber Stress und Hunger, als auch sonstigen Affinität des Körpers zur jeweiligen Energiequelle. Es entscheidet demnach das eigene Gefühl innerhalb der Phase und der erreichte Fortschritt über die Wahl des Energieträgers. Die Hauptzeit der Diät wird nach der Entscheidung der primären Energiequelle aus einem Wechsel dieser Phase und der Detox-Phase bestehen. Der Wechsel soll entsprechend die kontinuierliche Fettreduktion garantieren, die bei Stagnation durch Ausweitung der Detox-Phase wieder intensiviert und erzeugt wird.

Auch an dieser Stelle kann ich Interessierten der 20-4-Methode die Ausarbeitung von Ori Hofmekler „The Warrior Diet: Switch on Your Biological Powerhouse – For High Energy, Explosive Strength, and a Leaner, Harder Body“ ans Herz legen, wenn man sich an den konkreten Vorgaben des Autors orientieren möchte.

7.1.4 IF-Umsetzung

Nach Vorstellung der einzelnen Konzepte, als auch des gesamten Grundsatzes vom IF, kann nur deutlich darauf hingewiesen werden, dass es sich um Anwendungsbeispiele handelt und diese als „Angebote“ betrachtet werden sollten. Wer die Grundsätze des IF übernimmt und umsetzt kann in der Ausführung recht „frei“ sein. Das bedeutet, dass jeder Athlet das IF auf die eigenen Ansprüche modifiziert und anpasst, so dass von den Vorteilen profitiert wird, die Umsetzung aber flexibel bleibt. Dazu können die unterschiedlichsten Vorzüge aus bestehenden Konzepten kombiniert und übernommen werden. Im Grunde geht es lediglich um eine größere Periode des Fastens, gefolgt von einer Nahrungsaufnahme. Wie groß dieser Zeitraum ausfällt hängt vom Alltag des Anwenders ab. In einer eher moderaten Umsetzung des IF besteht der Verzicht „quasi“ nur beim Frühstück, wenn die Perioden „clever“ gesetzt werden. In einer strengeren Auslegung orweitert sich der Fastenzeitraum entsprechend. Es ist wichtig, dass das Ernährungsprinzip richtig verstanden wird und dabei gibt es unterschiedliche Ausführungen, ohne schwarz-weiß Denken oder Stresserzeugung durch Zwangseinhaltungen. An dieser Stelle sollte auch deutlich werden, dass das IF nicht über den Diäterfolg entscheidet, sondern lediglich ein Ernährungsprinzip darstellt, welches die Diät vereinfacht und gewisse Vorteile verschafft. Es eignet sich also für alldiejenigen, die mit diesem „Diet-Tool“ umgehen und arbeiten können. Trotz teilweise großer Fastenzeiträume muss der Protein- und Mikronährstoffbedarf vollständig gedeckt sein. Kommt es diesbezüglich zu Abweichungen, wie z. B. eine vorgezogene Post-Workout-Mahlzeit, so kann entweder die Organisation des Tagesablaufes oder das IF-Konzept auf die Bedürfnisse angepasst werden, indem der Fastenzeitraum versetzt, verkleinert oder ausgeweitet wird. Die letztere Variante stellt gerade für berufstätige Athleten eine realistische Umsetzung dar.

7.2 Mindset

Die folgenden Zeilen sollen die elementare Bedeutung eines gefestigten und positiven Mindsets erläutern, welches zur Einhaltung einer langen Diät und hohen Disziplin bestehen muss. Ich persönlich bin absolut kein Freund von Mentalcoaching oder anderen Versuchen Menschen psychisch umzustimmen, da ich der Meinung bin, dass es wirklich nur einen geringen Anteil an Menschen gibt, die diese Fähigkeit besitzen und die meisten Menschen auch selbstständig in der Lage sind, Motivation und Disziplin zu entwickeln, wenn es ein greifbares Ziel gibt für das sich Veränderung lohnt. Die Bestimmung des eigenen Mindset ist allerdings etwas anderes. Es ist eine Art der eigenen Denkweise, die unser Handeln positiv bestimmt und beeinflusst. Das einzige was dazu zunächst nötig ist, ist die Eigenreflektion und Fähigkeit der anschließenden Anpassung.

Die Begrifflichkeit „Mindset“ kommt wie so häufig aus dem Englischen und hat übersetzt mehrere Bedeutungen, wie Denkweise, Einstellung, Haltung oder auch Mentalität. Wer genauer an dem Thema interessiert ist, der kann sich mit der Literatur von der Motivationspsychologin Carol Dweck vertraut machen, die sich mit dem Themengebiet intensiv auseinandergesetzt hat. Zu den Veröffentlichungen zählen „Mindset – Changing the way you think to fulfil your potential“ oder die deutsche Version „Selbstbild: Wie unser Denken Erfolge oder Niederlagen bewirkt“. Für alle anderen gibt es hier eine kleine Kurzform. Carol Dweck unterscheidet unter anderem das „Fixed Mindset“ und das „Growth Mindset“. Demnach führen Menschen mit einem fixed Mindset das Scheitern von Aufgaben auf fehlende Begabung zurück, denn es wird die Ansicht vertreten, dass Fähigkeiten bzw. Talent angeboren werden. Die Menschen mit einem growth Mindset dagegen profitieren von einem größeren Erfolgsmodel, denn es besteht die Überzeugung, dass durch Erlernung und Training alle Ziele erreicht werden können. Für unser Vorhaben dieses Buches ordnen wir uns mit einer realistischen Selbsteinschätzung in die zweite Kategorie ein, denn durch Anpassung unserer Umstände und Einhaltung der Faktoren wird das Ziel, durch den Einsatz von Leistung erreicht werden. Die Psychologin erklärt anhand ihrer Studien, welche u. a. mit Schulkindern durchgeführt wurden, dass ein entwickeltes starres Mindset eher dazu führt Herausforderungen zu meiden, wenn Niederlagen befürchtet werden und mit diesen auch nicht gut umgegangen wird. Auch die Denkweise ist eher negativ beeinflusst. Ein dynamisches Mindset führt hingegen zu Wissbegierde. Menschen mit dieser Art des Mindsets wissen, dass für eine Zielerreichung Anstrengungen nötig sind. Aus gemachten Fehlern wird gelernt und diese werden zudem als Chancen der Selbstentwicklung angesehen, denn sie sind oft unvermeidbar und gehören auf jedem Weg dazu. Zudem besteht die Fähigkeit der Selbstreflektion, die dazu führt, dass man Schwächen erkennt, sich dieser bewusst ist und für die Verbesserung des Selbst daran arbeitet. Neue Erfahrungen werden offen entgegengenommen und man stellt sich Herausforderungen.

Genau diese Art des *dynamischen Mindsets* ist die Einstellung, die jeder Athlet entwickeln sollte. Auch an dieser Stelle sollte klar sein, dass das Mindset kein psychischer Humbug ist, sondern absolut entscheidend für ein Höchstmaß an Disziplin, auch in harten Diätphasen, in denen die Hormone das eigene Verlangen und die Emotionslage beeinflussen. Auch nach Dwecks Ansicht ist eine Weiterentwicklung für den Erfolg ein Muss, in der oft alte Denkmuster überwunden werden müssen. Das eigene Mindset lässt sich verändern, dennoch ist dies ein Prozess, den wir auf unser Vorhaben etwas abändern und uns mehr oder minder von den psychologischen Ansätzen lösen.

Wie bereits angedeutet werden unsere Hormone gerade in der fortgeschrittenen Phase unterschiedlichste Verlangen und Gelüste in uns hervorrufen. Besonders die Beeinflussung von Leptin und Ghrelin ändert unser Verlangen auf Nahrung. Das Verlangen wird je nach Typus mehr oder weniger intensiv ausfallen. Es wird in jedem Fall Standfestigkeit und Disziplin gefordert. In unserem Kopf muss sich die Einstellung verfestigen, dass unser Verlangen nach der Zielerreichung immer größer sein muss, als das Verlangen nach Nahrung oder auch schlechten Gewohnheiten, auf die wir im Verlauf noch eingehen werden.

Da wir uns überwiegend in dem Bereich einer optimierten Ernährungs- und Lebensweise bewegen sind demnach auch die „schlechten Gewohnheiten" auf den Konsum beschränkt. Zur Vermeidung zählen u. a. der Konsum von Fast Food, Alkohol, industriell verarbeiteten Lebensmitteln (lange Zutatenliste), Zucker oder auch das Rauchen von Tabakwaren. Der zu vermeidende Konsum beschränkt sich also offensichtlich nicht nur auf bekannte Suchtmittel, sondern gerade auch auf Konsumgüter, die gesellschaftlich so stark toleriert werden, dass sie bei vielen zum Alltagskonsum zählen, obwohl es jedem Menschen bekannt ist, dass sie der Gesundheit schaden. Gerade der Konsum von Fast Food und Zucker ist in der westlichen Welt einer der entscheidenden Risikofaktoren, die zur Haupttodesursache in der Folge von Verschlusskrankheiten und Diabetes führen.

„Die Ernährungssituation in den Industriestaaten ist mit fünf Adjektiven zu umschreiben: zu viel, zu fett, zu süß, zu salzig, zu ballaststoffarm. Ein Leitsatz richtiger Ernährung –

überall auf der Welt – lautet: „Iß vielseitig, aber nicht zu viel!“ (Prof. Dr. Walter Feldheim, Ernährungslehre, 4. Auflage, Kohlhammer Pflege: Wissen und Praxis)

Um überhaupt in der Lage zu sein das eigene Mindset zu ändern, anzupassen oder komplett neu zu entwickeln, müssen wir unser Gehirn als eine Art Festplatte, wie auch bei einem Computer, betrachten. Die Festplatte speichert sämtliche Inhalte, die über die Jahre erneuert werden müssen, weil sie mit der Zeit überholt werden und somit obsolet sind. Zudem müssen wir die Festplatte immer wieder mit Updates beschreiben und aktualisieren, um die Leistungsfähigkeit mit der Entwicklung zu gewährleisten. Auch Löschungen von nicht mehr verwertbarem „Altmaterial“ sind immer wieder nötig, um die nicht mehr benötigten Inhalte durch neue bzw. brauchbare Inhalte zu ersetzen. Im übertragenen Sinne ist unser Gehirn im Zuge der Entwicklungs- und Verbesserungsprozesse ständig neu zu programmieren und lässt sich durch ein angepasstes Mindset, also quasi mit einer Art verbessertem Betriebssystem, zielführend steuern. Jede Fähigkeit wird im Rahmen eines Lernprozesses adaptiert und speichert sich, wie bei einem Installationsprozess. Programmieren wir unser Gehirn mit einem angepassten Mindset dahingehend, dass sich durch den ständigen Lernprozess der eigene Wissensstand erweitert und erlernte positive Angewohnheiten für eine optimierte Umsetzung sorgen, so wird auch die jeweilige Zielsetzung erreichbar.

Bei der Umsetzung eines dynamischen Mindsets sind wir in der Lage Verbesserungsprozesse umzusetzen. Das Ablegen alter und schlechter Gewohnheiten sollte im Rahmen dieses Prozesses die erste Umsetzung darstellen. Klassischerweise beziehen sich solche schlechten Gewohnheiten, wie oben erwähnt, verallgemeinert auf den Konsum. Gerade in den Industriestaaten und im Rahmen des westlichen Lebensstils sind wir täglich mit „Suchtmachern“ konfrontiert. Diese Konsumprodukte sind fester Bestandteil innerhalb unserer Gesellschaft und stellen zudem einen riesigen Wirtschaftsfaktor dar. Es gibt also neben Menschen, die diese Produkte schon ein Leben lang unreflektiert konsumieren, auch eine wirtschaftsstarke Lobby, die überhaupt kein Interesse daran hat, dass der Konsum dieser Produkte sinkt. Man muss kein Genie sein, um zu erkennen, dass diese Lobby mit Werbung und Tricks arbeitet, damit wir der täglichen Versuchung von Alkohol, Zigaretten, Zucker und Fast Food ausgesetzt sind. Auch das Potential der Gesundheitsgefährdung wird selbstverständlich relativiert und der Konsum als normal dargestellt. Gerade hier muss das Mindset derart gefestigt sein, dass Außeneinflüsse keinen Einfluss auf unser Konsumverhalten darstellen und nur dieses uns steuert. Die Hauptpriorität ist die eigene Zielerreichung und das Verlangen nach dieser Zielerreichung muss immer größer sein, als das Verlangen nach Suchtmitteln. Die Überzeugung und die darauf basierende Programmierung entstehen in erster Linie durch das Erreichen von Teilerfolgen, was in diesem Zusammenhang wie ein Belohnungssystem wirkt. Die Überzeugung an der eigenen Zielsetzung, das Festhalten an der eigenen Traumvorstellung ist die größte Motivation, die die eigene Disziplin aufrecht erhält. Die erfolgreichsten Sportler sind dort wo sie sind, weil sie ihre Disziplin 24 Stunden aufrecht erhalten. Der Schlüssel zum Erfolg ist die ausgeprägte Form eines dynamischen Mindset und das Festhalten an den eigenen Träumen. Nicht umsonst sind es Weltstars wie u. a. Cristiano Ronaldo oder Lionel Messi, die alle eins gemeinsam haben. Sie wissen wie es ist, nichts zu haben, daher war das einzige woran diese Sportler festhalten konnten, ihr Streben nach den eigenen Zielen und Träumen. Die eigene Überzeugung ist das einzige, was dazu führt, dass nur das eigene Mindset über jegliche Steuerung entscheidet.

Im Bereich der Nahrungsaufnahme sind es allerdings nicht nur Fast Food und Süßigkeiten die ein Verlangen erzeugen. Gerade wenn sich der Körper innerhalb der Diät in den Notzustand versetzt, wird er am Rande der Energiereserven nach jeglicher Nahrung flehen. Das Essen wird einen deutlich höheren Stellenwert einnehmen und zeitweise werden sich die eigenen Gedanken auf den Konsum von Nahrungsmitteln beschränken (Food Focus). Das Verlangen muss natürlich kontrolliert werden und genau diese Kontrolle fordert Disziplin. Das Mindset muss dahingehend gesteuert werden, dass alle Nahrungsmittel kontrolliert und ganz bewusst eingenommen werden. Diesbezüglich verändert sich auch die Einstellung zum Essen in den meisten Fällen. Nicht nur der Konsum, sondern auch die Zubereitung erfolgt bewusst, also mit einer deutlich höheren Wertschätzung. Im Zuge einer kalorienreduzierten Diät wird in der Regel auf Nahrungsvolumen gesetzt. Auch das resultiert erfahrungsgemäß in der Verwendung von deutlich mehr Gemüse und unverarbeiteten Lebensmitteln.

Neben der Industrielobby sind es aber auch die Personen im sozialen Umfeld, die Einfluss auf unser Konsumverhalten nehmen.

„Du bist der Durchschnitt aus den 5 Menschen, mit denen du die meiste Zeit verbringst." (Jim Rohn)

Das Zitat des US-amerikanischen Motivationstrainers Jim Rohn bringt es schon fast auf den Punkt, denn natürlich assoziieren wir auch schlechte Gewohnheiten gar nicht negativ, wenn das engste Umfeld bestehend aus Eltern, Geschwistern und Freunden, solche für normal hält und diese Gewohnheiten überhaupt noch nie hinterfragt oder reflektiert hat. Gerade in diesem Fall muss das eigene Bewusstsein zunächst bestehen, damit das Mindset überhaupt entsprechend gesteuert werden kann. Es ist demnach ganz entscheidend an wem wir uns orientieren und inwieweit wir das Verhalten anderer hinterfragen, als auch auf uns übertragen. Im Grunde erfolgt für die Zielführung also nicht nur die Selbstreflektion, sondern gerade auch die Reflektion des eigenen Umfeldes.

Das angepasste dynamische Mindset kann also eine entsprechende Weiche für eine konstant disziplinierte Umsetzung stellen und beschreibt nicht nur eine kurzfristige „Motivation". Wer fähig ist ein beständiges Mindset in die Denkweise zu integrieren, der stellt die Basis für eine erfolgreiche Diätumsetzung. Die Methodik zur zusätzlichen Motivationserzeugung für die jeweilige Trainingseinheit ist quasi das I-Tüpfelchen und erstreckt sich vom Pre-Workout-Booster (Koffein etc.) bis zur favorisierten Playlist (akustische Stimulation, Erzeugung diverser Erinnerungen).

7.3 Umgang mit dem Food Focus

Im Laufe der Diät und sinkendem Körperfett sorgen die hormonellen Anpassungen nicht nur für Hunger und ein ausbleibendes Sättigungsgefühl, sondern ist es auch die Regel, dass sich das Verlangen nach Nahrung je nach Anfälligkeit im Gehirn festigt. Gerade die Ernährung vor der Diät kann ausschlaggebend sein, in welche Richtung dieses Verlangen steuert bzw. abdriftet. Hat man sich vor der Diät von sehr viel Süßem ernährt, so wird auch irgendwann das Verlangen nach bestimmten Süßigkeiten für die eine Vorliebe besteht größer. Das Verlangen kann bei anfälligen Menschen bzw. bei solchen, die grundsätzlich eine Vorliebe für Süßspeisen haben, die Gedanken ausschließlich auf diese Süßnahrung fokussieren. Diesen Zustand betitelt man als Begleiterscheinung in einer intensiven Diät als „Food Focus".

Der Food Focus beschreibt also die beeinflussenden Gedankengänge in Bezug auf Nahrung, die in einer kalorienreduzierten Diät in Abhängigkeit der jeweiligen Neigung mit einhergehenden Hormonausschüttungen ausgelöst werden. Je nach Intensität der Hormonlevel festigen sich diese Gedankengänge. In der Regel fokussieren sich die Gedanken auf süße und salzige Speisen und werden begleitet von starken Hungergefühlen. Das unstillbare Verlangen nach „ungesunder" Nahrung, wie Süßigkeiten, bezeichnet man auch als „Foodcraving". Hormonell begründet würde man den ständigen Hunger einem zu hohem Ghrelinlevel und das nicht stillbare Verlangen einem zu niedrigen Leptinwert zuschreiben.

Natürlich ist es nur möglich nach etwas zu verlangen was man auch kennt, daher können das Verlangen und die Gelüste individuell sein. Jemand der hochkalorische Eiscreme liebt und in der Diät auf diese verzichtet, der wird das Verlangen ab einem gewissen Zeitpunkt verspüren, wieder Eiscreme essen zu wollen. Hat ein Mensch in seinem Leben noch nie Eiscreme konsumiert, so wird er auch in der Diät kein Verlangen nach dieser haben. Ergo des Ganzen ist somit, dass der Food Focus ein Resultat der „westlichen" Ernährungsweise ist. Es gibt niemanden in den Industrieländern, der sich ein Leben lang von unverarbeiteten Lebensmitteln ernährt hat. Jeder Mensch der beispielsweise in Deutschland groß geworden ist, wird mit Fast Food und einem Haufen an Süßspeisen in Berührung gekommen sein. Demnach ist jeder hier Lebende prädestiniert für den Food Focus in einer Diät, da der Geschmack nach Süßem und Salzigem unserem Gehirn bekannt ist. Lediglich der Grad der Intensität von diesem Focus wird sich unterscheiden, daher sollen einige Maßnahmen zur Gegensteuerung erläutert werden, wie der Food Focus kontrolliert und in Teilen verhindert werden kann.

In einigen Fällen wird das Verlangen nach unseren Lieblingsspeisen sogar bei der Nahrungsaufnahme ausgelöst. Der Grund dafür ist die Ausschüttung von Insulin, daher wird das Verlangen sich in dieser Situation weiter intensivieren, wenn schnell verfügbare Kohlenhydrate aufgenommen werden. Um den Zustand zu vermeiden können vermehrt Kohlenhydrate mit hohem glykämischen Index im Rahmen der Mahlzeiten gewählt werden, um schnelle und hohe Insulinpeaks zu vermeiden. Die Insulinlevel mit hohen Ausschlägen können hingegen dazu beitragen, dass sich der Food Focus mit Heißhungerattacken paart.

Sollte es passieren, dass das Verlangen zu groß wird, so ist die einfachste Möglichkeit dem Verlangen nicht zu verfallen, indem Foodtrigger gemieden werden, so dass kein Angebot besteht. Das bedeutet für den Vorratsschrank zu Hause, dass dieser leer bleibt. Es sollten keine Versuchungen greifbar sein. Beim Einkauf ist demnach auf das Einpacken von Süßigkeiten zum Vorrat und der Lagerung zu Hause zu verzichten. Ist eine Versuchung greifbar, so wird immer ein schwacher Moment bestehen, was absolut menschlich ist, daher lohnt es sich hier Vorkehrungen zu treffen.

Für das Sättigungsgefühl hilft es oft schon die Proteinzufuhr zu erhöhen. Dies sollte im Rahmen der Diät auch einen Grundsatz darstellen. Bevor Kohlenhydrate oder Fett auf dem Speiseplan landen, sollten bei Hungerattacken eher proteinreiche Nahrungsmittel gewählt werden. Der Hintergrund ist der Verdauungsprozess des Proteins und der „Thermic Effect of Food" bzw. thermische Effekt der Nahrung (TEF). Dieser beschreibt quasi die Wärmebildung im Körper, aufgrund der Verdauungsarbeit. Der Verdauungsprozess von Protein ist für den Körper aufwendiger, als bei der Verdauung von Kohlenhydraten und Fett, daher werden beim Protein mehr Kalorien im Rahmen der Verdauungsarbeit verwendet. Auch in Bezug auf das Insulinlevel sind Proteine die bessere Wahl, denn sie halten den Blutzuckerspiegel auf einem konstanten Niveau.

Um dem Gehirn viel Nahrung vorzutäuschen kann es hilfreich sein vermehrt kalorienarme Lebensmittel in die Hauptmahlzeit einzubauen, wie z. B. Salat und Gemüse. Die Mahlzeit verfügt somit über ein deutlich höheres Volumen. Die große Menge signalisiert dem Gehirn viel Nahrung, obwohl die Kalorien niedrig sind. Es kann zu einer besseren Sättigung und Befriedigung nach der Mahlzeit kommen, als bei kleineren hochkalorischen Portionen. Auch der Magen ist deutlich gefüllter, was zur Sättigung beiträgt. Gleichzeitig sollte immer darauf geachtet werden viel Flüssigkeit aufzunehmen. Zum einen wird auch hier der Magen gefüllt und zum anderen wird oft Hunger mit Durst verwechselt. Der Fokus sollte auf „saubere" Speisen gelenkt werden. Dazu eignet sich die Kombination von vielen optisch und geschmacklich unterschiedlichen Nahrungsmitteln.

Spinat	Hähnchen	Gewürze & Salz/Pfeffer Low Calorie Saucen
Brokkoli	Fisch	
Blumenkohl	Rindfleisch	
Salat	Tofu	

Die beispielhaften Nahrungsmittel aus der Tabelle können in der Kombination dazu verhelfen eine kalorienarme Hauptmahlzeit mit viel Volumen und intensivem Geschmack zu kreieren. Gerade die Kombination von vielen Nahrungsmitteln und Verwendung von Gewürzen werten die Mahlzeit geschmacklich auf. Der hohe Anteil an Gemüse sorgt für eine mengenmäßig große Mahlzeit bei geringfügiger Erhöhung der Kalorien.

Insbesondere Kochsendungen, Videos und Kanäle auf sozialen Netzwerken, die Nahrungsmittel und noch schlimmer „Cheatmeals" zelebrieren, triggern die eigenen Gelüste und sollten vermieden werden. Das Konsumieren solcher Medien ist vergleichbar mit der Situation in einer Bäckerei gepaart mit dem Geruch von frischen Backwaren oder dem Geruch aus dem Fast Food Restaurant. Die Sinnesorgane triggern das Verlangen nach Nahrung mit am stärksten, daher sollten Situationen, wie z. B. der Konsum von diesbezüglichen Medien, die wir eigenständig kontrollieren können, gemieden werden.

Im Rahmen des Intermittent Fastings können die Fastenfenster produktiv genutzt werden. In der Regel sollten die Fenster, in denen auf Nahrung verzichtet wird, immer so gesetzt werden, dass diese Zeit aus Produktivität besteht. Liegt der Fokus und die Konzentration auf etwas anderem, so wird der Verzicht auf Nahrung deutlich einfacher sein. Auch hier liegt das eigentliche Problem in der Entwicklung der Industrieländer. Wir sind alle auf ein Überangebot an Nahrung gepolt. Wir müssen für das Angebot an Nahrung nichts tun, diese ist ständig und überall verfügbar, daher wird dieses Angebot auch genutzt. An diesen Zustand sind wir alle gewöhnt, daher ist der Verzicht auf Nahrung etwas, worauf wir stark reagieren. Jeder kennt das Essen aus Langeweile oder den gleichzeitigen Konsum auf der Couch beim Fernsehen. Unterbewusst gewöhnen wir uns an dieses Überangebot, was in den meisten Fällen zu einem überkalorischen Essverhalten führt. Es ist daher verständlich, dass eine kalorienreduzierte Ernährung deutlich schwieriger ist, da wir dem Angebot ständig widerstehen müssen. Nur Aktivität und

Produktivität, ob auf der Arbeit, beim Sport oder einem Hobby, kann dazu verhelfen diesem Angebot keine Beachtung zu schenken. Ebenfalls dazu beitragen kann das wieder Umgewöhnen zu Routinen. Das Einplanen von festen Mahlzeiten, u. a. auch am Esstisch und nicht auf der Couch bei gleichzeitigem medialem Konsum, kann dazu verhelfen die Mahlzeiten bewusster aufzunehmen und außerhalb der festen Mahlzeiten auf Nahrung zu verzichten. Auch der überkalorische Input kann somit vermieden werden, solange man sich an die festen Mahlzeiten hält.

Eine ausschließlich „saubere" Ernährung muss gar nicht auf den Punkt umgesetzt werden. Die eingeplanten Kalorien sollten eingehalten werden, was nicht heißt, dass ein geringer Anteil dazu genutzt werden kann, um die eigene Zufriedenheit aufrecht zu erhalten. Ein kleiner Anteil der Kalorien kann also flexibel gefüllt werden und als Belohnung der Einhaltung der Diät betrachtet werden. Wichtig hierbei ist, dass die geplanten Makronährstoffe umgesetzt werden, das Kaloriendefizit eingehalten wird und die Belohnung nicht zu weiteren „Aussetzern" führt. Für einige Menschen mag es auch einfacher sein, statt täglich die gleichen Kalorien zu konsumieren, diese auf unterschiedliche Tage zu verteilen, so dass das geplante Kaloriendefizit eingehalten wird, nur die Verteilung etwas flexibler ist. Diese Flexibilität bedeutet allerdings auch erhöhte Disziplin bei der Berechnung und Einhaltung von noch kalorienreduzierteren Tagen zur Erreichung der Wochenbilanz. Die Umsetzung ist eine Typ-Frage, kann jedoch in der Art umgesetzt werden.

Gerade für das Entgegenwirken hormoneller Veränderungen eignen sich ab einem gewissen Körperfettanteil die wöchentlichen Refeeds. Auch diese können anschließend den Food Focus reduzieren. Für die genaue Umsetzung wird auf das entsprechende Kapitel verwiesen.

8. Körperliche Leistungsfähigkeit, Belastung und das Training

Die Darstellung des umfangreichen Rahmens des Kraft- und Ausdauertrainings wird in diesem Leitfaden bewusst gering gehalten. Was allerdings zwingend dargestellt werden muss, um eine kalorienreduzierte Diät effektiv umzusetzen, ist die richtige und zielführende Ausführung des Kraft- und Cardiotrainings. Auf die Darstellung von spezifischen Trainingskonzepten und Beispielplänen wird ebenfalls bewusst verzichtet, da diese, wie noch dargestellt, nicht für den Diäterfolg entscheidend sind. Gerade die Trainingserfahrung und konstante Progression unterscheiden sich bei Freizeit- und Wettkampfathleten stark voneinander, so dass genaue Trainingspläne pauschal niemals Anwendung finden können. Ehrlicherweise muss auch gesagt werden, dass die eigentliche Trainingsleistung nicht entscheidend für das Vorhaben einer kalorienreduzierten Diät mit dem Ziel der größtmöglichen Fettreduktion und Muskelerhalt ist, sondern bezüglich des Trainings, der Grundsatz einer intensiven Reizausübung in Kombination mit einem hohen Leistungsumsatz (jegliche Bewegung zur Verbrennung von Kalorien). Das Ziel innerhalb der Diät heißt ja auch nicht maximale Steigerung der körperlichen Leistungsfähigkeit, sondern im Endeffekt Optimierung des eigenen Schönheitsideals. Ob dieses durch eine gute körperliche Leistungsfähigkeit einfacher und schneller erreicht werden kann, sei dahingestellt. Entscheidend ist also nicht ein Training, das auf Verbesserung der Leistung abzielt oder auf dem Übernehmen eines pauschalen Trainingsplans basiert, sondern zu wissen unter welcher Beachtung das Training durchzuführen und in welchem individuellen Umfang umzusetzen ist. Für eine diätgerechte und optimierte Umsetzung ist das gewohnte Training daher oft umzustellen bzw. anzugleichen. Inwieweit eine Veränderung, wie z. B. die Reduktion der anfallenden Trainingseinheiten (Frequenz) oder der Verzicht auf hochintensive Kraft-Ausdauer-Workouts in Frage kommt, hängt von der individuellen Regenerationsfähigkeit ab, daher wird auch dieser Faktor genauer erläutert.

8.1 Kontrarietät von Hochleistung und optischem Ideal

Im Vorwort dieses Buches habe ich bereits erwähnt, dass ich leidenschaftlicher Sportler bin. Ich liebe die Bewegung seit meiner Jugend und das Gefühl an meine körperliche Grenze zu stoßen. Ich liebe es diese körperliche Grenze immer größer werden zu lassen. Jeder Athlet, der im Bereich Kraftausdauer, wie z. B. beim Crossfit, seine Grenze ausgetestet hat, kennt das Gefühl, wenn die Durchblutung in der Lunge so stark ansteigt, dass man das Eisen bzw. Blut im Mund schmeckt. Jeder Athlet, der einmal das Gefühl einer absoluten Grenzbelastung erfahren hat und anschließend das Gefühl der Erschöpfung genießt, der ist angekommen. Jeder Ausdauerläufer kennt das „Läuferhigh" ab dem 30. Kilometer beim Marathon. Oder die Bildung von Stickoxid beim Krafttraining, wenn die Muskulatur so intensiv durchblutet wird, dass die Muskelzellen anschwellen und die Blutgefäße unter der Haut drücken. Willkommen in einer Welt, die für viele Menschen unverständlich und suspekt ist. Jeder Intensivsportler kennt die Sätze, wie man sich sowas „ständig" antun könnte und wie man sich nur so quälen kann. Diese „Quälerei" ist allerdings meine große Liebe und riesiger Lebensinhalt. Die Liebe zur Bewegung, zum Schweiß und dem Gefühl, dass wir wissen noch zu leben. Den Körper dazu bringen seine Leistung abzurufen. Das Leben zu spüren und so lange Progression zu erfahren, wie wir noch in der Lage dazu sind, denn das Leben ist endlich. Alles im Leben. Es wird für jeden Menschen eine Zeit kommen, in der das Gefühl vom Leben vermisst wird. Ich möchte daher mein jetziges Leistungslevel solange aufrechterhalten, wie möglich.

Es ist an dieser Stelle und der gesamten Thematik des Buches allerdings darauf hinzuweisen, dass die körperlichen Hochleistungen und deren Förderung teilweise im konträren Verhältnis zu einem gewissen Schönheitsideal stehen oder besser gesagt an einige Grenzen stoßen werden. Kurz gesagt, wollt ihr maximalen Fettverlust und maximalen Muskelerhalt oder sogar Muskelaufbau wird der Prozess in einem Kaloriendefizit fast unmöglich. Hier kommt es auch deutlich auf euer optisches Ideal an. Möchtet ihr in die schwere Rubrik, also in den Bereich Bodybuilding, dann ist die Umsetzung von hohem Leistungsvermögen im Ausdauer- oder Kraft-Ausdauer-Bereich nicht realisierbar. Ich kenne allerdings auch keinen schweren Bodybuilder, der in dem Bereich aktiv ist. Es ist immer schwierig Zahlen zu nennen. Ich persönlich kann innerhalb einer Diät und beibehaltenem Leistungsvermögen (Marathondistanzen, erhöhtes Volumen bei der Kraft-Ausdauer z. B. AMRAP, Crossfit-Workouts wie Murph oder mehrstündiges Fahrradfahren) mein Gewicht zwischen 85 und 90 kg bei einer Körpergröße von 182 cm halten. Für die Diät und eine maximale Fettreduktion benötigt ihr Regeneration. Ja, es ist wichtig durch viel Bewegung zusätzliche Kalorien zu verbrennen, ihr solltet allerdings immer beachten, dass die Bewegung in der Diät nur eine aktive Beschleunigung darstellt, aber theoretisch nicht zwingend notwendig ist. Entscheidend für die konkrete Fettabnahme ist das Kaloriendefizit. Für den „Normalsportler" kann übermäßiges Ausdauertraining, also gesteigerte Intensität, das zentrale Nervensystem zu stark belasten und die Regeneration beeinträchtigen. Gerade, wenn das Leistungslevel nicht ausreichend ausgeprägt ist, führt übermäßiges Ausdauer-, als auch Kraft-Ausdauer-Training zum vollständigen Verbrauch der regenerativen Ressourcen, die dann wiederum im Bereich des Krafttrainings fehlen. Das Krafttraining ist allerdings gerade im Kaloriendefizit von besonders wichtiger Bedeutung, wie folgend noch genauer dargestellt wird. Ein hohes Ausdauervolumen hat den Vorteil einer höheren „Laktattoleranz", was sich eher positiv auf den Leistungsbereich, als auf das Erreichen des eigenen Schönheitsideals auswirkt. Ich versuche persönlich mein Ziel in der Diät und den eigenen eher hohen Leistungsumsatz in Einklang zu bringen. Abhängig ist dieser Einklang von meiner persönlichen regenerativen Fähigkeit, daher kann ich es grundsätzlich nicht empfehlen innerhalb einer kalorienreduzierten Diät intensive HIIT-Einheiten und anspruchsvolle Ausdauereinheiten in erhöhter Frequenz zu absolvieren. Der Grund dafür ist, dass die meisten Athleten ihren Fokus nicht in den Bereichen der Leistungsprogression setzen, wenn ein Schönheitsideal erreicht werden soll. Die Umsetzung meines abgeleisteten Trainingspensums, gerade im Bereich der Laufeinheiten, würde viele Athleten sehr schnell „overreachen" und nicht im Verhältnis zur Regenerationsfähigkeit stehen. Das „Overreaching" beschreibt nichts anderes als einen Zustand, in dem der Athlet die regenerative Kapazität fast aufgebraucht hat. Es ist eine Art Überlastung, die allerdings noch nicht in den Bereich des Übertrainings mündet. Die Begrifflichkeit ist gerade in der Diät bedeutend, da ein hoher Trainingsstress gesetzt und auch gewollt ist, um den Körper zur Veränderung zu zwingen. Um allerdings leistungsfähig zu bleiben, darf der Bereich niemals weiter verlassen werden und in das Übertraining übergehen, daher ist die Beurteilung der jeweiligen Regenerationsfähigkeit besonders wichtig.

Es wird also deutlich, dass das Ziel einer Diät eher durch Fokussierung der Regeneration, als von Leistungsumsetzung oder Leistungserweiterung geprägt ist. Intensive Ausdauerbelastung verbrennt zwar Kalorien, ist jedoch eher ein Element zur Leistungserweiterung und nicht zur Fettverbrennung in einer Diät zur Erreichung eines niedrigen Körperfettanteils. Trainierte Athleten, die ein erhöhtes Leistungslevel umsetzen, vollziehen dies nicht aus diätbedingten Ansätzen, sondern aus Routine der eigenen Sportausführung, wenn diese die regenerativen Fähigkeiten nicht überlasten. Für einen Athleten, der nicht aus dem Ausdauersport kommt, eignen sich eher erhöhte Alltagsbewegungen, um den Kalorienverbrauch zu erhöhen und die Regeneration weiterhin zu gewährleisten. Die Erweiterung der körperlichen Leistungen innerhalb einer Diät ist unabhängig der Erfahrung keinem Athleten zu empfehlen und in der Praxis auch unrealistisch.

8.2 Regenerationsfähigkeit

Eine individuelle Planung und Umsetzung des Trainings sollte anhand des Indikators der Regenerationsfähigkeit vorgenommen werden. Hier geht es also speziell um die Einflüsse, die diesen Faktor aufbrauchen. Durch welche Faktoren die Regenerationsfähigkeit verbessert und wieder hergestellt wird, ist im Anschluss dieses Kapitels nachzulesen.

Grundlegend ist die Regenerationsfähigkeit bzw. unsere regenerative Kapazität vergleichbar mit einem körperlichen Akku zur Wiederherstellung der Leistungsfähigkeit, daher ist diese auch abhängig von dem Trainingslevel und erreichter Progression. Der fiktive Energiebalken dieser Regenerationsfähigkeit kann also bei 100 % liegen, aufgebraucht und wiederaufgeladen werden. Die 100 % des Energiebalkens wären also die absolut regenerierte und volle körperliche Leistungsfähigkeit, der Bereich von 25 % das „Overreaching" und ein Aufbrauchen der prozentualen Energie das Übertraining. Für den Bereich des Übertrainings gilt Gleiches, wie bei einem aufgebrauchten Akku eines Gerätes in der Realität auch, es lässt sich trotz Ladung zunächst erstmals nicht mehr einschalten und braucht für den Ladezustand deutlich länger, als wenn es noch eingeschaltet ist. Der Bereich in dem der Akku noch eingeschaltet ist, wäre vergleichbar mit dem Erschöpfungszustand eines „Overreachings". Der Körper geht an seine Leistungsgrenze, benötigt eine erhöhte Regenerationszeit um wieder voll leistungsfähig zu sein, bleibt allerdings handlungsfähig, also anders als im Fall des Übertrainings, in dem das zentrale Nervensystem und der Körper nicht mehr leistungsbereit sind.

Unser volles Leistungsvermögen von 100 % wird also trainingsbedingt durch die Faktoren Volumen, Intensität und Frequenz beeinflusst und aufgebraucht. Das Volumen beschreibt in diesem Kontext bezüglich eines absolvierten Krafttrainings alle geleisteten Wiederholungen in einer Trainingseinheit oder bei einem Ausdauertraining die zurückgelegten Meter. Die Intensität wäre demnach das Trainingsgewicht oder die Geschwindigkeit. Fehlt also nur noch die Frequenz, die aussagt, wie oft eine Trainingseinheit absolviert wird. Zusammengefasst kann man diese Faktoren als Trainingsstress bezeichnen. Die gesamte Regenerationsfähigkeit kann natürlich auch durch weitere Faktoren wie psychische Belastungen, berufliche Tätigkeit, wenig Schlaf, Krankheit, Verletzungen und Ernährung beeinflusst und aufgebraucht werden. Die Faktoren sollten also für die Beurteilung des gesetzten Trainingsstresses immer Beachtung finden. Inwieweit die körperlichen Kapazitäten erschöpft sind muss demnach jeder Athlet abhängig von seinen privaten Faktoren und dem eigenen Körpergefühl machen. Wichtig ist dabei zu wissen, dass eine Erschöpfung kumulierend ist. Das bedeutet, dass wenn ein Athlet vorerschöpft in eine intensive Trainingseinheit geht, sich die Regenerationszeit weiter verlängert. Der Folgetag bedeutet nicht die Fähigkeit, dass unsere regenerative Kapazität wieder bei 100 %-iger Leistungsfähigkeit liegt. Ist die Regenerationszeit nicht ausreichend kann es sein, dass wir nur mit einem fiktiven Leistungsvermögen unseres Akkus von 50 % in die nächste Trainingseinheit starten. Kommen weitere Erschöpfungsfaktoren dazu, kumulieren auch diese und der Energiebalken sinkt weiter, so dass ein volles Aufladen, durch kurze Regenerationszeiten, nicht mehr möglich ist. Die Folge ist also, dass wir unsere volle Leistungsfähigkeit nicht mehr abrufen können und Gefahr laufen vom Bereich des „Overreachings" zum Übertraining zu gelangen.

Auch die Anfälligkeit von Verletzungen steigt im Bereich aufgebrauchter Kapazitäten. Kalorienreduzierte Diäten sind grundsätzlich schon belastendender als Aufbaudiäten, da der Körper im Verlauf auf immer weniger Energie zurückgreifen kann. Der Stressfaktor der Ernährung und des Kaloriendefizites kann den „Akku" daher entsprechend aufbrauchen und für erhöhten Regenerationsbedarf sorgen, der ebenfalls zu beachten ist. Wie schnell die regenerativen Kapazitäten aufgebraucht sind hängt zusammengefasst von dem Leistungslevel des Athleten, dem gesetzten Trainingsstress und den persönlichen Begleitfaktoren ab. All diese Faktoren sollten aufeinander abgestimmt und beachtet werden. Abhängig vom jeweiligen Zustand sind ausreichende Pausentage zu setzen.

8.3 Regenerationsförderung

Gewährleistet wird eine ausreichende Regeneration in erster Linie, wie bereits erläutert, durch Beachtung der eigenen regenerativen Fähigkeiten. Die Regenerationsfähigkeit kann allerdings in großen Teilen gesteuert und optimiert werden. Der Hauptteil der Regeneration findet üblicherweise in der intensivsten Ruhephase des Körpers statt, dem Schlaf, daher sollte diese Phase bestmöglich gefördert werden. Ein Schlafentzug hat unweigerlich Auswirkungen auf die körperliche Entwicklung, denn es resultiert eine verschlechterte Insulinsensitivität, Testosteronmangel sowie einhergehende Cortisolsteigerung, da der Abbau von Cortisol um bis zum sechsfachen verlangsamt wird. Nachgewiesen ist zudem die Verschiebung von Ghrelin und Leptin, d. h. das Hungergefühl wird deutlich beeinflusst und das Verlangen auf süß und salzig kann sich erhöhen. Das gesteigerte Verlangen kann das Durchhaltevermögen innerhalb der Diät erschweren, da der Appetit auf kohlenhydrathaltige Speisen steigt und sich mit dem durch das Kaloriendefizit entstandene Hungergefühl paart. Eine Befriedigung des Verlangens führt dann wiederum zu einer übermäßigen Insulinausschüttung, als auch resultierender Zunahme. Mit etwas Zeitmanagement sollten mindestens sieben, jedoch im besten Fall acht Stunden Schlaf anvisiert werden. Bei Einschlafproblemen kann es oft helfen die Störfaktoren zu beseitigen. Diese können ganz unterschiedlich sein und fangen unter anderem beim Koffeinkonsum an. Dieser sollte nicht zu spät oder bei hoher Sensibilität gar nicht erfolgen. Gleiches gilt natürlich für alle anderen aktivierenden Nahrungsergänzungsmittel (z. B. Stimulanzien) oder Nahrungsmittel (z. B. Zartbitterschokolade). Auch der mediale Einfluss sollte kurz vor dem Schlafen reduziert werden. Nicht nur aufgrund der konsumierten Inhalte, sondern auch wegen den Lichtquellen. Der Handybildschirm beeinflusst die hormonelle Ausschüttung des Schlafhormons Melatonin, so dass die Müdigkeit ausbleibt. Eine Ergänzung mit Melatonin und Magnesium kann die Schlafqualität verbessern, als auch die Einschlafphase deutlich verkürzen. Gerade der Schlafplatz kann für das „Durchschlafen“ die wichtigste Rolle spielen. Dabei sollte überprüft werden, ob die Matratze geeignet ist, alle Lichtquellen beseitigt sind und die Raumtemperatur stimmt. Ob der Schlaf durch eine Diät beeinträchtigt wird ist individuell, allerdings führen fehlende Kohlenhydrate bei vielen Personen oft zur Wachheit.

Neben dem Schlaf ist die Ernährung mit Hauptfaktor zur Optimierung der Regeneration. Dazu zählt die ausreichende Nährstoff- und Flüssigkeitszufuhr, die in den jeweiligen Kapiteln bereits hinreichend erläutert wurde. Das Training sollte durch Dehnungsübungen (Mobility) und Massagen ergänzt werden, um Verletzungen vorzubeugen, wobei ersteres auch im Rahmen eines Cool-Downs erfolgen kann. Gerade die Regenerationszeit von Sehnen und Bändern ist eine andere, als die der Muskeln und des zentralen Nervensystems. Wer vielen Stressfaktoren ausgesetzt ist und ein Problem mit dem Cortisolabbau hat, der kann die Kombination aus Ashwagandha Extrakt und GABA (Gamma-Aminobuttersäure) nutzen. Beides sind zugelassene Nahrungsergänzungsmittel, die den Cortisolspiegel regulieren können und somit zum Wohlbefinden beitragen. Auch die Einschlafphase und der Nachtschlaf können dadurch natürlich verbessert werden, dennoch eignen sich die Ergänzungen bei nötigem Bedarf auch über den Tag. Die Überdosierung von Koffein kann ebenfalls die Cortisolausschüttung beeinflussen. Wer auf das Koffein, trotz negativer Auswirkung, nicht verzichten kann oder möchte, kann die Koffeineinnahme zusätzlich mit L-Theanin kombinieren. L-Theanin ist eine natürliche Aminosäure, die aus u. a. Teeblättern, wie dem grünen Tee, gewonnen wird. Durch die Einnahme wird die Gehirnaktivität beeinflusst und Studien zeigten vermehrte Alpha-Gehirnwellen bei den Konsumenten, was sich in Entspannung und Konzentration äußert. In Bezug auf das Koffein kann Theanin als Gegenspieler betrachtet werden, denn negative Auswirkungen des Koffeins, wie innere Unruhe oder Blutdruckerhöhung, werden ausgeglichen.

8.4 Trainingsumsetzung in der Diät

Das Kursieren von Mythen und Versprechungen diverser Trainingskonzepte, Protokolle, bis hin zum verkaufsfertigen Trainingsplan zur schnellstmöglichen Transformation des Körpers ist immer noch die Regel. Ich betone immer wieder, dass es für ein optimiertes Training keine pauschalen und übernehmbaren Trainingspläne gibt. Die Erläuterung der Ausführung von Cardio- und Krafttraining soll diesen Umstand verdeutlichen sowie auch auf die Anwendung wirksamer Basics verweisen.

8.5 Cardio

Die Art und Ausführung des Cardiotrainings, wie auch der Umfang an Ausdauerbetätigungen, ist abhängig vom sonstigen Leistungsumfang und Fortschreitung der Progression des Athleten. Die unterschiedlich betriebenen Sportarten beeinflussen zudem den weiteren Umfang und die jeweilige Umsetzung zusätzlicher Ausdauerbereiche. Das Cardiotraining innerhalb der Diät ist ein Element um den Leistungsumsatz weiter zu erhöhen, mehr Kalorien zu verbrennen und somit ein höheres Kaloriendefizit zu erzeugen, um den Prozess einer Gewichtsabnahme bzw. Fettreduktion zu gewährleisten. Hier kann also der Umkehrschluss gezogen werden, dass der Faktor der Gewichtsabnahme, auch lediglich über eine Nahrungsreduktion gesteuert und realisiert werden könnte, da auch diese zu einem Kaloriendefizit führt, welches am Ende zielführend ist und nicht die alleinige Erhöhung des Leistungsumsatzes. Die Kombination eines erhöhten Leistungsumsatzes und einer Nahrungsreduktion ist allerdings ein erleichternder und effizienterer Umstand zur Erreichung des angesteuerten Defizites. Die Auswirkungen auf Gesundheit und Leistung sollen an dieser Stelle vernachlässigt und nicht weiter ausgeführt werden, da diese Ziele in der Diät nur sekundär verfolgt werden.

Das Cardio- und Krafttraining sollte unabhängig vom Splitplan immer getrennt voneinander erfolgen. Möglich wären die Optionen, die Tage des Cardio- und Krafttrainings zu trennen, eine morgendliche Cardioeinheit durchzuführen oder das Cardio im Anschluss des Krafttrainings zu absolvieren. Der Grund für die Trennung bzw. für die Aufteilung der Einheiten basiert primär auf dem Umstand der Energieaufwendung, orientiert sich aber auch an der Zielsetzung. Das Cardio-Training im Low-Intensity-Bereich hat den Sinn und Zweck eines gesteigerten Leistungsumsatzes, also der Kalorienverbrennung. Durch die hierbei investierte Energie des Körpers wird dieser in einen katabolen Zustand versetzt, da die vorhandene Energie zielgerichtet verbraucht wird. Es ergibt also keine Logik mit aufgebrauchten Energiereserven in ein Krafttraining zu starten, in dem die primäre Zielsetzung darauf beruht mit schweren Gewichten zu arbeiten, also eine hohe Intensität umzusetzen, obwohl der Körper bereits geschwächt ist. Sinnvoller ist es dagegen, die noch vorhandenen Energiereserven für die hohe Intensität im Krafttraining zu nutzen und im Anschluss die restlichen, falls noch vorhandenen, Glykogenspeicher beim Cardio zu leeren, die im Anschluss durch das Post-Workout-Meal wieder gefüllt werden. Da das Krafttraining in der Diät zunächst den höheren Stellenwert hat, ist dieses vorzuziehen, um im Zweifel das anschließende Cardio anzupassen und den Abbau von Muskeleiweiß zu vermeiden. Da das Cardio die primäre Zielsetzung der Umsatzsteigerung verfolgt eignet sich gerade die Low-Intensity-Methode deutlich besser, als anspruchsvolle HIIT-Workouts, weil die regenerative Kapazität deutlich weniger aufgebraucht wird. Der Leistungsumsatz wird durch zusätzliches Low-Intensity-Cardio hoch gehalten und die Regenerationsfähigkeit bleibt weitestgehend erhalten. Das Cardio kann an einigen Tagen auch durch Spaziergänge ersetzt werden. Der Vorteil ist, dass das bloße Gehen regenerativ nicht belastend ist, den Kalorienverbrauch allerdings trotzdem zufriedenstellend erhöhen kann und somit für einen erhöhten NEAT sorgt.

8.6 Kraft

Das Krafttraining innerhalb einer Diät unterliegt in seiner Art allerdings keinem Spielraum. Der Trainingsfaktor, der bestimmt wie ein Training durchgeführt wird, ist für einen Muskelerhalt innerhalb der kalorienreduzierten Diät, in der der Körper auf jegliche Energiereserven, wie auch die Aminosäuren in der Muskulatur, zurückgreift, ausschlaggebend und erfolgsabhängig. Die oberste Priorität im Krafttraining, die unabhängig vom Fortschritt und der Genetik von Athleten übergreifende Anwendung findet, ist die Einhaltung der gesetzten Intensität. Diese beschreibt in der Sportlehre die prozentuale Menge des 1RM (1 Repetition Maximum / Einwiederholungsmaximum) in einer Übung. Einfach ausgedrückt ist sie im Krafttraining das eingesetzte Gewicht und dieses sollte schwer sein. Das Ziel ist es dabei, durch das durchgeführte Training mit schweren Gewichten einen entstehenden Muskelreiz zu erzeugen, welcher der Muskulatur signalisiert, dass diese trotz Abbau weiterhin benötigt wird und nicht für die Energieaufwendung verwendet werden darf. Dem Abbau von Muskelmasse wird demnach entgegengesetzt, was auf dem Hintergrund basiert, dass der Körper im Kaloriendefizit auf alle verfügbaren Energiereserven zurückgreifen möchte.

Leider nutzt der Körper dazu nicht nur das vorhandene Körperfett, sondern vorzugsweise auch die Muskeln. In einem katabolen Zustand verwendet der Körper die Aminosäuren aus dem Muskelprotein für die Energieverwendung, bevor er die evolutionsbedingten tiefen Fettdepots des Körpers nutzt, da diese als „überlebensnotwendig" betrachtet werden. Neben der entsprechenden Versorgung der Muskulatur mit Protein über die Nahrung wird durch die intensive Reizausübung eine Notwendigkeit der vorhandenen Muskulatur vermittelt, so dass der Körper diese erhält und ein Abbau im Zuge der Energieverwendung gehemmt wird. Das Verhinderungsprinzip des Muskelabbaus in der Ernährung durch eine erhöhte Proteinzufuhr kann demnach der Intensität im Krafttraining gleichgesetzt werden. Durch die entsprechende Erhöhung der Intensität, um die Kraftwerte konstant zu halten, wird im gleichen Atemzug das Volumen entsprechend reduziert. Ein zu hoch angesetztes Volumen hat die Folge einer Intensitätseinbuße, was die Kraft-Ausdauer-Verhältnisse zwar verbessert, den Körper jedoch eher dazu animiert die Muskulatur zu reduzieren.

8.7 Basics

Basics = Grundübungen = Erfolg

Die hohe Intensität im Krafttraining sollte effizienterweise in Grund- bzw. Verbundübungen investiert werden. Das Ziel dieser Umsetzung ist es, eine Maximalanzahl von Muskelfasern zu belasten und so wenig Kraft in diesen Übungen zu verlieren, wie es in Relation zu der Diät möglich ist. Der Hauptvorteil bei der Ausübung der Grundübungen liegt in dem Involvieren mehrerer Muskelgruppen und Beanspruchung von deutlich mehr Muskelfasern, als bei den Isolationsübungen. Durch den Einsatz mehrerer Muskelgruppen ist es demnach möglich höhere Gewichte umzusetzen, wodurch sich auch der größtmögliche Reiz der Muskelzellen ergibt. Intensiven Grundübungen, wie der Kniebeuge, wird zusätzlich eine einhergehende hohe Ausschüttung von Aufbauhormonen nachgesagt. Das schwere Krafttraining mit Grundübungen hat den weiteren positiven Effekt, dass sich der Grundumsatz in einer 24-stündigen Folgezeit erhöht.

Die Satzpausen im Rahmen eines intensiven Krafttrainings in der Diät dürfen sich bei Einhaltung hoher Intensitäten erhöhen, da der Fokus auf Wiederholungen mit konstant schwerem Gewicht zum Krafterhalt liegt. Arten des Zirkeltrainings mit sehr kurzen Satzpausen sollten eher gemieden werden, da der erhöhte Kalorienverbrauch mit der erhöhten Alltagsbewegung und dem Cardio einhergeht. Die Grundübungen bringen dem Athleten also eine deutliche Zeitersparnis, durch ein effektives und effizientes Abdecken belasteter Muskelmasse, aber auch der gleichzeitigen Beanspruchung von Muskeln und ihren Strängen, die neben dem Ziel der Hypertrophie somit auch für Stabilisation und Verbesserung komplexer Bewegungsabläufe (Koordination) sorgt.

Die aufgeführten Übersichtstabellen sollen das Ausmaß an beanspruchter Muskulatur bei der Ausübung von Grund- oder Verbundübungen verdeutlichen. Sie beinhalten die Grundübungen der Kniebeuge, des Kreuzhebens, des Bankdrückens, des Ruderns, der Klimmzüge und des Schulterdrückens. Die Ausführung der Übungen erfolgt mit freien Gewichten (Langhantelstange) oder dem eigenen Körpergewicht (Klimmzüge):

Grund- bzw. Verbundübungen		
Kniebeuge	***Kreuzheben***	***Bankdrücken***
Beanspruchte Muskulatur		
✓ m. quadrizepsfemoris (Quadrizeps oder Unterschenkelstrecker) ✓ Hamstrings (gesamte hintere Oberschenkelmuskulatur) ✓ m. gluteus maximus (großer Gesäßmuskel) ✓ m. adductor magnus (Adduktoren an der Innenseite des Oberschenkels)	✓ m. quadrizeps femoris (Quadrizeps oder Unterschenkelstrecker) ✓ Hamstrings (gesamte hintere Oberschenkelmuskulatur) ✓ m. gluteus maximus (großer Gesäßmuskel) ✓ m. adductor magnus (Adduktoren an der Innenseite des Oberschenkels)	✓ m. pectoralis major (großer Brustmuskel) ✓ m.deltoideus (Deltamuskel) ✓ m. triceps brachii (dreiköpfiger Armmuskel / Trizeps) ✓ m. coracobrachialis (Hakenarmmuskel / Oberarm)

Grund- bzw. Verbundübungen	
Rudern	***Klimmzüge***
Beanspruchte Muskulatur	
✓ m. latissimus dorsi (sehr breiter Rückenmuskel / Latissimus) ✓ m. teres major (großer Rundmuskel / Schulterblattrand-Oberarm) ✓ m. biceps brachii (zweiköpfiger Muskel des Armes / Bizeps) ✓ m. deltoideus (dreieckiger Skelettmuskel / Deltamuskel) ✓ m. triceps brachii (Rückseite Oberarm / Trizeps) ✓ m. psoas major (stärkster Hüftbeuger / großer Lendenmuskel) ✓ m. quadriceps femoris (Unterschenkelstrecker /Quadrizeps) ✓ M. quadratus femoris (viereckiger Oberschenkelmuskel) ✓ m. gluteus maximus (großer Gesäßmuskel) ✓ Hamstrings (gesamte hintere Oberschenkelmuskulatur) ✓ m. adductor magnus (größter Muskel der Adduktoren des Oberschenkels) ✓ m. erector spinae (Rückenstrecker)	✓ m. brachioradialis (Muskel Unterarm) ✓ m. biceps brachii (zweiköpfiger Muskel des Armes / Bizeps) ✓ m. biceps brachialis (Muskel hinter dem m. biceps brachii) ✓ m. coracobrachialis (Hakenarmmuskel / Oberarm) ✓ m.deltoideus (Deltamuskel) ✓ m. latissimus dorsi (sehr breiter Rückenmuskel / Latissimus) ✓ m. trapezius (Trapezmuskel / Muskel von der Halswirbelsäule bis zur Brustwirbelsäule)

Grund- bzw. Verbundübungen
Schulterdrücken
Beanspruchte Muskulatur
✓ m.deltoideus (Deltamuskel) ✓ m. triceps brachii (dreiköpfiger Armmuskel / Trizeps) ✓ m. trapezius (Trapezmuskel / Muskel von der Halswirbelsäule bis zur Brustwirbelsäule)

8.8 Trainingsverteilung im Split

Beispiel der Trainingsverteilung im Rahmen eines Dreiersplits:

Montag	Dienstag	Mittwoch	Donnerstag	Freitag	Samstag	Sonntag
Brust Schultern	Beine Arme	REST	Cardio	REST	Rücken	Cardio

In dem Planbeispiel werden alle Muskelgruppen einmal trainiert. Zusätzlich werden zwei Tage für isoliertes Cardio-Training genutzt. Die „Cardio"-Tage können individuell mit diversen Ausdauerbelastungen gestaltet werden und orientieren sich immer an der eigenen regenerativen Kapazität. Laufeinheiten würden sich also eher für sehr trainierte Athleten eignen, da das Laufen deutlich belastender für den Körper ist, als z. B. eine Low-Intensity-Einheit auf dem Fahrrad. Da die Trainingseinheiten zu 80 % des Umfangs aus Grundübungen bestehen sollten, wird darauf geachtet eine möglichst lange Regenerationsphase zwischen dem Bein- und Rückentraining zu berücksichtigen. Eine zu große Vorerschöpfung oder Auslastung der regenerativen Fähigkeiten sowie Reserven würde ein ausgiebiges Rückentraining nach einem Beintraining beeinträchtigen und die Gefahr des Overreachings erhöhen, denn gerade das Kreuzheben erfordert auskurierte und leistungsfähige Beine. Natürlich ist es auch möglich, die Trainingstage noch weiter zu beschränken und das Cardio am gleichen Tag wie das Krafttraining zu absolvieren.

Optimalerweise werden die Einheiten dann am gleichen Tag getrennt oder das Cardio findet im Anschluss des Krafttrainings statt.

Der Dreiersplit kann allerdings auch aus zwei Trainingseinheiten je Muskelgruppe bestehen, indem man das Wochenvolumen auf die Tage aufteilt. Der Split eignet sich allerdings, trotz Aufteilung des Wochenvolumens, nur für sehr fortgeschrittene Athleten, die eine hohe Trainingsfrequenz gewohnt sind. Auch der erhöhte Zeitaufwand sollte zur konstanten Einhaltung der Trainingseinheiten bedacht werden.

Montag	Dienstag	Mittwoch	Donnerstag	Freitag	Samstag	Sonntag
Brust Schultern Cardio	Rücken Cardio	Beine Arme Cardio	Brust Schultern Cardio	Rücken Cardio	Beine Arme Cardio	REST

Der Großteil an Athleten wird sich bei hoher Trainingsintensität mit diesem Beispielsplit vermutlich zeitnah überfordern bzw. overreachen. Jegliche Stressfaktoren neben dem Training müssen daher weitestgehend steuerbar sein, da der vorgesehene Dreiersplit sonst in einem Übertraining endet. Die Cardioeinheiten können im Anschluss des Krafttrainings oder getrennt (z. B. am Morgen) durchgeführt werden. Grundsätzlich eignen sich tägliche Low-Intensity-Einheiten für diejenigen, bei denen der Leistungsumsatz des Tages, neben dem Training, eher gering ist. Der Beispielsplit kann allerdings auch von Anfängern angewendet werden, die ihre Trainingseinheiten eher kurz halten und die Übungen der Muskelgruppen splitten. So wäre es also möglich die intensiven Grundübungen an einem Tag ausgiebig zu trainieren und einen weiteren Tag der Woche die gleiche Muskelgruppe mit Isolationsübungen zu bearbeiten. Das gesetzte Wochenvolumen kann also auf zwei Tage verteilt werden, was am Wochenende darin mündet, dass die regenerative Kapazität im gleichen Maße beansprucht wurde, wie bei einer Trainingsumsetzung des gesamten Wochenvolumens an einem Tag. Die Quintessenz ist also, dass eine hohe Frequenz nicht immer mit einer Erhöhung des Volumens einhergeht.

Für Athleten die beruflich sehr eingespannt sind eignen sich auch Ober- & Unterkörpersplits, aber auch das Ganzkörpertraining ist denkbar. Die Entscheidung orientiert sich dabei an zeitlicher Umsetzbarkeit des Trainings und der eigenen Vorliebe der Trainingsumsetzung. Der Split sollte immer nach eigenem Empfinden und bestehenden Umsetzungsmöglichkeiten gewählt werden. Die Dreiersplitvariante wurde zuvor lediglich als Beispiel für eine Trainingsaufteilung gewählt, weil ich diese persönlich immer noch umsetze und ebenfalls in der Vergangenheit umgesetzt habe. Ich sehe persönlich die Vorteile darin, dass durch das dreigeteilte Training ein alleiniger Fokus auf die jeweilige Muskelgruppe gesetzt wird. Ein Training mit hoher Intensität aller Muskelgruppen führt für mich persönlich dazu, dass eine Muskelgruppe in der Einheit benachteiligt wird und weniger Reiz ausgesetzt ist. Ich kenne viele Athleten, die aus diversen Sportarten entstammen und ihre freien Tage beim Krafttraining erfolgreich und zufrieden mit Ganzkörpereinheiten füllen. Es ist demnach auch oft eine Zeitfrage, aber auch abhängig der gesetzten Ziele, wie sich die Aufteilung gestaltet. Wichtig und zu unterstreichen ist der Umstand, dass der gewählte Splitplan nicht über den Trainings- oder Diäterfolg entscheidet, daher kann jeder Athlet diesbezüglich frei über die Aufteilung des Trainings der jeweiligen Muskelgruppe entscheiden.

9. *Das Diätende*

Nach Erreichen des Tages X zum Ende der Diät verfügt der Athlet, bei erfolgreich durchgeführter Umsetzung, über nur noch sehr wenig Körperfett und hat somit sein optisches Ideal erreicht. Die vielseitigen Gründe für das Erlangen dieser Optik sollen an dieser Stelle nicht thematisiert werden, sondern der weitere Weg nach der durchgeführten Diät. Gerade wenn der Körperfettanteil in den unteren Bereichen erreicht wurde sind starke Gewichtsrebounds durch die Ansammlung von Wasser und Fetteinlagerung die Regel, wenn nach der Diät ohne Rücksicht auf Verluste gegessen wird. Das Resultat sind dann nicht nur sehr schnelle Gewichts- und Fettzunahmen, sondern auch teils schwerwiegende Herz-Kreislauf-Belastungen. Eine zu schnelle Gewichtszunahme sowie Wassereinlagerung führen unweigerlich zu deutlichem Anstieg des Blutdrucks (vorwiegend systolisch). Auch psychische Beeinträchtigungen können Realität werden, wenn der Athlet in kürzester Zeit vom definierten Adonis zu „Jabba the Hutt" mutiert. Jeder Athlet, der bereits über Diäterfahrungen verfügt, wird schon einmal oder auch mehrmals die Erfahrung eines Rebounds gemacht haben. Auch ich durfte den Rebound bereits kennenlernen, nachdem ich nach der Diät meinen Urlaub im Ausland verbrachte und weder auf Kalorien, noch auf Auswahl der Lebensmittel achtete. Ich hatte zwar bewusst vor, nach dieser Diät in den Aufbau zu wechseln und auch eine Gewichtszunahme anzusteuern, diese fiel dann allerdings deutlich höher aus, dank salzigem Fast Food und Süßkram. Von meinen erreichten 80 kg Körpergewicht nach der Diät katapultierte ich mich innerhalb von zwei Wochen nach dem Urlaub auf 91 kg. Jede Gewichtszunahme über zehn Kilogramm in einem so kurzen Zeitraum ist aus gesundheitlichen Aspekten nicht vertretbar. Derartige Zunahmen sind allerdings für einen Rebound nach der Diät auch nichts Ungewöhnliches. Mir sind mehrere Fälle im eigenen Umfeld bekannt, bei denen die Gewichtszunahme noch deutlich höher ausfiel.

Die Gründe für den Rebound sind recht simpel. Der Körper wechselt schlagartig von langen Einschränkungen und katabolen Zuständen zur anabolen Phase. Er ist also nach der Zeit der Diät sehr sensibel für Nährstoffe. Hinzu kommt der Umschwung der Hormone gepaart mit der Zufuhr hoher Kalorienmengen. Wer die Wirkung von Einfachzucker bzw. schnellen Kohlenhydraten in Kombination mit gesättigten Fettsäuren kennt (also alles was das Cheatmealherz begehrt), der weiß auch, was das für die einhergehende

Fetteinlagerung bedeutet. Natürlich kann der Rebound-Effekt deutlich cleverer genutzt werden, wenn nach der Diät in den Aufbau gewechselt werden möchte. Unter keinen Umständen würde ich dazu raten nach der Diät drauf „loszufressen“ bzw. gar keine Kaloriengrenzen zu berücksichtigen, denn dann war der gesamte Leidensweg der Diät mehr oder minder für die Tonne. Es gibt unterschiedliche Ansätze und Wege, um gesundheitliche Risiken zu vermeiden, die erreichte Form in Teilen zu halten oder in den Aufbau überzugehen.

Egal welches Ziel nach der Diät verfolgt wird, ein gesunder Bereich des Körperfettanteils sollte langsam angesteuert werden. Neben den Möglichkeiten der Umsetzung soll einmal verdeutlicht werden, wie der Körper zum Diätende reagiert.

9.1 Körperreaktion

Im Verlauf und zum Ende einer intensiven Diät ist der Hormonhaushalt des Körpers in einer Art Ausnahmezustand. Die Diät versetzt den Körper in einen Stresszustand mit der Auswirkung hoher Cortisolspiegel. Was sich während dem Verlauf der Diät bereits deutlich bemerkbar macht sind niedrige Leptinwerte und gesteigertes Ghrelin. Auch dieser Zustand bleibt zunächst bestehen, was für weiter andauernde Hungergefühle sorgt. Durchgeführte Fressorgien nach der Diät bergen die Gefahr des Binge-Eatings, da durch das niedrige Leptin im Körper, auch bei größeren Portionen, die Sättigung ausbleibt. Ein unterschätztes Phänomen, welches von vielen Athleten nicht für real gehalten wird, ist der durch die eingehaltenen hohen Kaloriendefizite adaptierte Stoffwechsel. Es ist also wahrscheinlich, dass es nach der Diät, trotz weiterhin reduzierter Kalorien und Mahlzeiten, zu einer Gewichtszunahme kommt. Der Grund ist nicht nur die verbesserte Aufnahme von Nährstoffen, als auch der Drang des Körpers gewisse Nährstoffe einzulagern, sondern auch der Umstand, dass deutlich weniger Kalorien für den Grundumsatz benötigt werden. Es führt also zu einem Kalorienüberschuss, ohne dass dieser aktiv oder bewusst gesteuert wird. Hinzu kommt der Rebound-Effekt, da der aufnahmefähige Körper in seinem noch befindlichen Notzustand jeden Nahrungsinput speichert. Um evolutionsbedingte Langzeitspeicherungen in die Fettdepots zu vermeiden sollten gerade überkalorische Makronährstoffkombinationen aus einfachen Kohlenhydraten und gesättigten Fettsäuren gemieden werden (die klassischen Naschereien eines Cheatdays). Für den langfristigen Erfolg sollte sich deutlich überlegt werden, ob der Rebound in Kauf genommen wird und man die damit investierte harte Arbeit in kurzer Zeit aufhebt. Der Weg zurück kann leider nicht so schnell bestritten werden, sondern erfordert wieder eine anstrengende und belastende Diät. Es geht nicht darum den Zustand zum Ende der Diät weiterhin zu halten, sondern um eine milde Herangehensweise, damit sich der Körper mit reduzierter Stoffwechselgeschwindigkeit wieder normalisiert.

Im Idealfall werden die Kalorien nach der Diät, unter Beachtung der eigenen Parameter, schrittweise oder direkt auf Erhaltungsniveau gesteigert, bis sich der Stoffwechsel wieder adaptiert hat und auch die Hormone wieder im Einklang mit einem normalen Ess- und Sättigungsverhalten stehen. Je nach Zielsetzung nach der Diät kann eine entsprechende Variante gewählt und umgesetzt werden. Für den Kalorienverbrauch im Rahmen des Grundumsatzes können neben den bekannten Formeln, auch Fitnesstracker und -uhren die eigene Berechnung sowie Beurteilung für die Menge der Kalorienaufnahme vereinfachen. Gerade neuere Modelle der Tracker und Uhren geben realistische Angaben bezüglich des Kalorienverbrauches. Es gibt zudem Funktionsmöglichkeiten neben dem Verbrauch, auch die Kalorienaufnahme zu kombinieren, so dass der jeweilige In- und Output an Kalorien stetig abgerufen werden kann. Die Kalorienanpassung und Kontrolle nach der Diät wird somit durch die automatisierte Kalorienberechnung im Hinblick auf einen adaptierten Stoffwechsel und somit immer wieder veränderten Grundumsatz deutlich vereinfacht, als auch präzise angepasst. Wird sich für eine „strengere“ Ausstiegsvariante, wie z. B. das Reverse Dieting entschieden, so ist anzumerken, dass auch dadurch die Körperform zum Diätende nicht gehalten wird. Das Diätergebnis und der erreichte Körperfettanteil stellen eine Momentaufnahme dar, die auf einem optischen Kurzzustand basiert, der auf diuretische Effekte zurückzuführen ist. Dieser Umstand bedeutet, dass auch das Reverse Dieting bereits in den Folgetagen zu einer Gewichtszunahme, aufgrund von Wassereinspeicherung im Körper, erfolgt. Je nach Aufnahmemenge an Kohlenhydraten fällt das Gewicht höher oder niedriger aus, da die Bindewirkung neben dem Wasserausgleich zur Wirkung kommt.

9.2 Reverse Dieting

Das Reverse Dieting ist eine Ausstiegsvariante aus der Diät, wenn ein starker Gewichtsrebound, durch Wasser- und Fetteinlagerungen, vermieden soll. Weiterhin kommt die Variante in Frage, wenn sich dazu entschlossen wird die Optik weiter zu verbessern sowie auch mit dem Vorhaben einer zeitlich nahen weiteren Diät. Zudem kann das Reverse Dieting den Körper langsam an die Zustandsveränderung gewöhnen und negative psychische Folgen vermeiden. Sollten keine weiteren Diätvorhaben bestehen kann der aktuelle Grundumsatz berechnet werden und die Nahrungsaufnahme direkt auf Erhaltungskalorien erhöht werden, um eine ebenfalls milde Ausstiegsvariante umzusetzen. Das Vorgehen sollte mindestens zwei bis vier Wochen eingehalten werden, bevor die Kalorien gesteigert werden, damit sich der Stoffwechsel anpassen kann. Dies wäre u. a. der Fall, wenn nach der Diät die Zielsetzung eines Aufbaus und kein weiteres Diätvorhaben in Frage kommt. Auch hier ist es das Ziel, einen gesunden Bereich des Körperfettanteils langsam anzusteuern, ohne unnötig viel Wasser und zu viel Fett einzulagern. Auch im weiteren Aufbau soll der Bereich eines optisch ästhetischen Anteils an Körperfett nicht zu weit überschritten werden. Das Hauptziel nach der Diät sollte in allen Fällen allerdings sein, dass das eigene Wohlbefinden wieder hergestellt ist. Dennoch stellen auch nach der Diät Refeeds die bessere Variante, statt unkontrollierte Cheatdays, dar.

Es folgt ein Reverse Dieting Beispiel anhand eines Athleten (180 cm groß / 25 Jahre alt), der zum Diätende ein Gewicht von 80 kg erreicht. Der Leistungsumsatz und das eingehaltene Kaloriendefizit sind dabei ebenfalls beispielhaft. Daraus ergeben sich folgende Daten:

Grundumsatz	1892,47 kcal
Leistungsumsatz (täglich)	1000 kcal
Gesamt	2892,47 kcal
Kaloriendefizit (täglich)	1000 kcal

Reverse Dieting Schema:

Woche	1	2	3	4	5	6	7	8	9	10
Kalorien-input (gerun-det)	1990 kcal	2090 kcal	2190 kcal	2290 kcal	2390 kcal	2490 kcal	2590 kcal	2690 kcal	2790 kcal	2890 kcal

Das Schema hat eine Länge von 10 Wochen. Der Kalorieninput bezieht sich auf die tägliche Einnahme. Es wird davon ausgegangen, dass der Leistungsumsatz täglich gleichbleibend ist. In der Realität können hier Tracker und Uhren der Vereinfachung dienen. Da der Leistungsumsatz täglich variieren wird, ist auch eine entsprechende Berechnung und Änderung des Schemas vorzunehmen. Auch der Grundumsatz verändert sich über die Wochen, daher muss auch hier eine Veränderung in der Berechnung beachtet werden. Die Kalorien werden wöchentlich um 100 Kalorien für die tägliche Einnahme erhöht. In der zehnten Woche wird das Erhaltungsniveau erreicht. Eine weitere Erhöhung erfolgt entsprechend nicht, außer es besteht das Vorhaben einer bewussten Gewichtszunahme.

10. Schluss

Abschlussworte

Alles hat ein Ende, auch dieser Ratgeber für deine Diät, der dir hoffentlich einen Mehrwert liefert und zumindest deinen Wissensstand an der einen oder anderen Stelle erweitert hat. Vielleicht kann das Buch auch in der Zukunft immer wieder dazu genutzt werden mit den entsprechenden Kapiteln den Wissenstand ins Gedächtnis zu rufen. Auch wenn dieses Buch keine wissenschaftliche Ausarbeitung ist, sind die originären Literatur- und Quellenangaben am Ende des Buches angegeben. Wer beim Lesen auf Studien oder Richtwertangaben von den diversen Instituten stößt, dem sei noch einmal deutlich gesagt, dass die Praxis immer über der Evidenz steht. Gerade Studien sollten immer kritisch betrachtet und auf Vergleichsgruppen bzw. Studienteilnehmer geprüft werden. Rückschlüsse auf das Trainings- oder Ernährungsverhalten können nie pauschalisiert werden. Die Richtwertangaben von z. B. Makro- oder Mikronähstoffen oder Verzehrempfehlungen von Nahrungsergänzungen der Institute sind ebenfalls immer individuell zu prüfen, da die Angaben für den Durchschnitt erstellt wurden. Teils sehr große Abweichungen der Empfehlungen und der individuellen Dosierung sind die Regel. Was ich euch damit ans Herz legen möchte ist, dass jedes Konsumverhalten eigenständig auf Erfolg und Verträglichkeit zu prüfen ist und niemals blind übernommen werden sollte.

Zusätzlich habe ich nach diesem letzten Kapitel noch eine kurze Checkliste erstellt, einige Diätrezepte zusammengefasst und Fragen, die sich vor oder im Laufe der Diät ergeben in einem FAQ niedergeschrieben, in dem auf das entsprechende Kapitel verwiesen wird. Was ich dem Leser noch auf den Weg mitgeben möchte ist, dass jedes Diätvorhaben gut geplant und realistisch gestaltet werden sollte. Solange ihr mit dem Vorhaben nicht euren Lebensunterhalt finanziert, sollte der Spaß am Sport und der Veränderung im Vordergrund stehen. Das Erreichen eines Körperfettanteils unter der 10 %-Marke stellt für die meisten Menschen eine große Herausforderung dar. Je nach Veranlagung ist die Reduktion von Körperfett bis zur Sichtbarkeit von Muskelfasern teilweise eine Tortur. Setzt euch dieser Tortur nur dann aus, wenn euer Diätvorhaben gut durchdacht und zeitlich fest geplant ist. Gerade der Zeitraum sollte festgelegt sein, um die Gesundheit nicht zu überstrapazieren.

Und ganz wichtig:

Ein erreichter Körperfettanteil bis zur Sichtbarkeit eines Sixpacks, Muskelfasern (Streifen) und sichtbaren Blutgefäßen ist ein kurzzeitiger optischer Zustand, der unter keinen Umständen einen Dauerzustand darstellen sollte. Eine Diät ist kein Dauerzustand, sondern ein geplanter und begrenzter Zeitraum. Lasst euch nicht von Menschen in sozialen Netzwerken blenden, die in Dauerform sind und euch erzählen, dass dies normal sei. Normal ist es, auch mal eine Pizza zu essen oder mit den Freunden auf ein „Getränk" rauszugehen, denn ansonsten werdet ihr euch sozial isolieren und das darf nicht euer Anspruch sein. Liebt und lebt den Sport, die Ernährung und den Lifestyle, aber mit Augenmaß. Seid in einem bestimmten Zeitraum diszipliniert und erreicht euer optisches Schönheitsideal. Genießt aber auch das Leben und fesselt euch nicht an Zwänge, die euch ins Übertraining und in Essstörungen führen. Nur mit einem ausgewogenen und gesunden Gleichgewicht von Sport, Ernährung, Arbeit und Freizeit hat der Lifestyle Kontinuität. Achtet auf eure Regeneration, körperlich, als auch psychisch. Motiviert euch mit dem Glauben an eurer Ziel und bleibt beständig.

Ich wünsche euch viel Erfolg und Spaß bei der Umsetzung eurer Diät. Ich bin mir sicher, ihr werdet mit den Informationen aus diesem Buch einen zielorientierten Weg bestreiten können. In diesem Sinne angenehmes Läuferhigh & „guten Pump"!

Checkliste des Diätleitfadens:

- Sei mental und physisch in der Lage für den Start einer Diät
- Sei dir bewusst über das Vorhaben, reflektiere deine Lebensweise und steuere ein angepasstes dynamisches Mindset
- Errechne stetig deinen Kalorienumsatz, den Makronährstoffbedarf und tracke die zugeführte Nahrung
- Achte auf eine ausreichende Mikronährstoffversorgung
- Halte ein kontinuierliches Kaloriendefizit ein
- Konsumiere überwiegend die „richtigen" Nahrungsmittel (unverarbeitet) zu bedarfsgerechten Zeitpunkten (Post-Workout & feste Nahrungsfenster)
- Intermittent Fasting kann dabei helfen auf unnötige Mahlzeiten „zwischendurch" zu verzichten, die Kalorienbilanz einzuhalten und nicht aus Langeweile oder Appetit zu essen
- Nutze Diätmethoden, wie z. B. das Carb-Cycling und den Refeed
- Nutze nur „sinnvolle" Nahrungsergänzungsmittel, um deine Ernährung zu optimieren und Mängel auszugleichen
- Verzichte auf Produkte mit gesundheitsbedenklichen Substanzen
- Auch Nahrungsergänzungsmittel werden bedarfsgerecht gesteuert und in der Kalorienbilanz beachtet!
- Erhöhe deinen Leistungsumsatz durch viel Bewegung und konzentriere dich beim Krafttraining auf Verbundübungen mit hoher Intensität
- Konsultiere einen Arzt bei gesundheitlichen Komplikationen
- Beende deine Diät, wenn du dich mental nicht mehr dazu in der Lage fühlst und eine Neigung zu Essstörungen entwickelst (Binge-Eating etc.)
- Halte einen sehr geringen Körperfettanteil nur für einen kurzen Zeitraum und verlängere die Diät nicht über den geplanten Zeitraum
- Gewöhne deinen Körper nach der Diät wieder langsam an ein normales Essverhalten (Reverse Dieting)

11. Diätrezepte

Die Diätrezepte dienen als Vorschlag und Inspiration der Verwendung von unbehandelten Grundnahrungsmitteln, wie u. a. Haferflocken, Reis, Eiern, Gemüse und Milcherzeugnissen. Außerdem sollen die Rezepte zeigen, dass eine diätgerechte Ernährung kaum Einschränkungen haben oder langweilig sein muss. Die Verarbeitung von Lebensmitteln in ansprechenden Rezepten vereinfacht vielen Menschen die Umsetzung und dauerhafte Umstellung der Ernährung. Das Gefühl auf etwas verzichten zu müssen wird so vermieden und das Verlangen auf verarbeitete Lebensmittel reduziert. Die Rezepte liefern einige Beispiele für Gerichte mit hohem Eiweißgehalt, reduzierten Kohlenhydraten und auch Rezeptvarianten mit sehr geringen Gesamtkalorien.

Post-Workout

Protein Pancakes

Variante 1

- 100 g Instant Oats (gemahlene Haferflocken)
- 200 g Banane
- 200 ml Eiklar
- 100 g Magerquark
- 30 g Proteinpulver
- 1 TL Backpulver

Nährwerte:

810 kcal

Kohlenhydrate: 123 g

Eiweiß: 70 g

Fett: 5 g

Variante 2

- 250 g Skyr oder Magerquark
- 60 g Mandelmehl
- 50 ml Mandelmilch
- 30 g Proteinpulver
- 1 Ei
- 100 ml Eiklar
- 1 TL Backpulver

Nährwerte:

610 kcal

Kohlenhydrate: 19 g

Eiweiß: 93 g

Fett: 16 g

Variante 3

- 300 g Eiklar
- 100 g Reiswaffeln
- 30 g Whey
- 1 Banane wahlweise

Nährwerte (ohne Banane):
630 kcal
Kohlenhydrate: 82 g
Eiweiß: 63 g
Fett: 6 g

Protein Kaiserschmarrn

- 2 Eier
- 50 g Mandelmehl
- 30 g Proteinpulver (vorzugsweise Whey-Protein in der Geschmacksrichtung Vanille)
- 100 ml ungesüßte Mandelmilch

Für die Zubereitung wird das Eiklar von dem Eigelb getrennt und mit einem Handmixer steif geschlagen. Die Zutaten anschließend miteinander vermengen und mit etwas Kokosöl in der Pfanne braten. Als Beilage zu dem Kaiserschmarrn eignet sich Apfelmus oder heiße Kirschen.

Nährwerte:
480 kcal
Kohlenhydrate: 5 g
Eiweiß: 63 g
Fett: 21 g

Oat-Cake

- 300 g Eiklar
- 80 g zarte Haferflocken
- 30 g Whey

Nährwerte:

525 kcal

Kohlenhydrate: 59 g

Eiweiß: 62 g

Fett: 4 g

Rice-Cake

- 300 g Eiklar
- 80 g Reismehl
- 30 g Whey

Nährwerte:

540 kcal

Kohlenhydrate: 66 g

Eiweiß: 62 g

Fett: 4 g

Beide Varianten eines „schnellen“ Post-Workout-Kuchens werden in der Mikrowelle zubereitet. Dazu werden ganz einfach alle Zutaten in z. B. einem Shaker vermischt, in einen mikrowellengeeigneten Behälter geschüttet und für ca. 4 Minuten in der Mikrowelle erhitzt.

Baked Oats

- 80 g zarte Haferflocken
- 150 ml ungesüßte Mandelmilch
- 1 Ei
- 30 g Proteinpulver
- 50 g Apfelmus
- 1/2 TL Backpulver
- 60 g Apfelstücke
- Zimt
- wahlweise Geschmackspulver

Gebackene Haferflocken sind quasi eine Art Auflauf und werden zubereitet, indem die Zutaten alle miteinander vermengt werden, in eine für den Backofen geeignete Auflaufform gegeben und für ca. 30 Minuten bei 200 Grad gebacken werden.

Nährwerte:
550 kcal
Kohlenhydrate: 74 g
Eiweiß: 37 g
Fett: 11 g

Quarkauflauf

- 250 g Magerquark
- 100 ml Eiklar
- 200 g Beeren
- 30 g Proteinpulver

Die Zutaten miteinander vermengen und in eine Auflaufform geben. Der Auflauf wird bei 180 Grad (Backofen Umluft) ca. 25 Minuten gebacken.

Nährwerte:
420 kcal
Kohlenhydrate: 28 g
Eiweiß: 71 g
Fett: 4 g

Cremiger Porridge

- 100 g zarte Haferflocken
- 300 ml Wasser
- 150 ml ungesüßte Mandelmilch
- 30 g Casein-Poteinpulver in z. B. Schokogeschmack
- 3 g Flohsamenschalen
- wahlweise Geschmackspulver

Die Haferflocken werden zunächst mit dem Wasser bei geschlossenem Deckel für ca. 10 Minuten aufgekocht. Anschließend werden die restlichen Zutaten eingerührt und unter ständigem Rühren für ca. 2 Minuten weiter gekocht. Zum Schluss wird der fertige Porridge mit einem Handstabmixer püriert, so dass eine cremige Masse entsteht. Zusätzlich kann die fertige Masse mit Beeren (auch tiefgefroren) getoppt werden.

Nährwerte:
480 kcal
Kohlenhydrate: 74 g
Eiweiß: 31 g
Fett: 6 g

Thunfisch-Frikadellen

- 150 g Thunfisch (1 Dose)
- 50 g geriebener Light-Käse

- 100 g Körniger Frischkäse Light
- 1 Ei
- 1 Zwiebel
- 3 g Flohsamenschalen

Die Zwiebel in kleine Würfel schneiden und anschließend alle Zutaten miteinander vermengen. Vorzugsweise werden die Zutaten mit den Händen geknetet und anschließend in kleine Frikadellen geformt. Die Frikadellen werden bei 180 Grad (Backofen Umluft) für ca. 40 Minuten gebacken.

Nährwerte:
470 kcal
Kohlenhydrate: 11 g
Eiweiß: 68 g
Fett: 16 g

Frischkäse-Puffer

- 50 g Haferflocken
- 200 g Körniger Frischkäse Light
- 1 Ei
- 5 g Flohsamenschalen
- Kräuter

Die Zutaten miteinander vermengen, zu kleinen „Pancakes“ formen und in einer beschichteten Pfanne anbraten.

Nährwerte:
400 kcal
Kohlenhydrate: 39 g
Eiweiß: 37 g
Fett: 8 g

Gemüsezubereitung

Kräuterecken

- 500 g Zucchini
- 150 g Brokkoli
- 100 g geriebener Light Käse
- 2 Eier
- 100 ml Eiklar
- 100 g Magerquark
- 1 Knoblauchzehe
- 50 g gemischte Kräuter

Das Gemüse wird zunächst zerkleinert (z. B. in einem Standmixer) und mit den restlichen Zutaten vermengt. Die Masse wird in eine Auflaufform gegeben und bei 200 Grad (Backofen Umluft) für ca. 30 Minuten gebacken. Nach der Backzeit können aus der gebackenen Masse Kräuterecken geschnitten werden.

Nährwerte:
685 kcal
Kohlenhydrate: 21 g
Eiweiß: 80 g
Fett: 30 g

Brokkoli Pancakes

- 500 g Brokkoli
- 4 Eier
- 100 g geriebener Light Käse
- 200 g Magerquark
- 6 g Flohsamenschalen
- 25 g Dinkelmehl

Den Brokkoli in z. B. einem Standmixer zerkleinern und mit den restlichen Zutaten vermengen. Die Pancakes werden in einer leicht beschichteten Pfanne gebraten.

Nährwerte:

950 kcal (ca. 15 Stück)

Kohlenhydrate: 49 g

Eiweiß: 95 g

Fett: 38 g

Low-Calorie

Low-Calorie Milchreis

- 500 g Blumenkohlreis
- 1 Päckchen ungesüßtes Puddingpulver
- 30 g Proteinpulver
- 300 ml ungesüßte Mandelmilch
- 200 ml Wasser

Bei tiefgekühltem Blumenkohlreis sollte dieser vollständig aufgetaut sein und abgetropft werden. Der Blumenkohlreis wird zunächst mit 200 ml Mandelmilch und 200 ml Wasser in einen Kochtopf gegeben und für ca. 40 Minuten gekocht. Anschließend werden die restlichen Zutaten (Puddingpulver, Proteinpulver, 100 ml Mandelmilch) mit eingerührt. Der fertige „Milchreis" ist nach dem Abkühlen verzehrfertig und kann mit Früchten oder Beeren getoppt werden.

Nährwerte:

300 kcal

Kohlenhydrate: 19 g

Eiweiß: 33 g

Fett: 10 g

Pizza

Variante 1

Teig/Boden:

- 150 g Thunfisch (1 Dose)
- 1 Ei

Belag:

- passierte Tomaten
- 25 g geriebener Light Käse

Der Boden wird aus dem Thunfisch und dem Ei erzeugt. Dazu werden die beiden Zutaten miteinander vermengt und auf einem Backblech ausgebreitet. Der Boden wird bei 220 Grad (Backofen Ober- und Unterhitze) für ca. 15 Minuten gebacken. Anschließend wird der gebackene Teig mit passierten Tomaten bestrichen und dem Käse belegt. Die Pizza wird für ca. 6 weitere Minuten gebacken und ist danach verzehrfertig. Die Pizza kann natürlich nach Belieben mit weiterem Belag zubereitet werden.

<u>Nährwerte:</u>

315 kcal
Kohlenhydrate: 1 g
Eiweiß: 52 g
Fett: 11 g

Variante 2

Teig/Boden:

- 450 g Blumenkohlreis
- 80 g geriebener Light Käse
- 1 Ei
- 50 ml Eiklar

Belag:

- 3 EL passierte Tomaten
- 20 g geriebener Light Käse

Der Blumenkohlreis sollte relativ trocken sein, bevor dieser für den Pizzaboden verwendet wird. Die Zutaten für den Boden werden miteinander vermengt und auf einem Backblech ausgebreitet. Der Boden wird bei 200 Grad (Backofen Ober- & Unterhitze) für ca. 15 Minuten gebacken. Anschließend wird der gebackene Teig mit passierten Tomaten bestrichen und dem Käse belegt. Die Pizza wird für ca. 10 weitere Minuten gebacken und ist danach verzehrfertig.

Nährwerte:

612 kcal
Kohlenhydrate: 12 g
Eiweiß: 84 g
Fett: 25 g

Variante 3 Pizzarolle

Zutaten für 2 Rollen:

- 250 g Magerquark
- 200 g geriebener Light Käse
- 3 Eier
- 100 ml Eiklar

Die Zutaten für die Pizzarolle vermengen und auf einem Backblech ausbreiten. Die Rolle wird bei 180 Grad (Backofen Umluft) für ca. 15 Minuten gebacken. Anschließend wird der Teig nach Belieben belegt, eingerollt und für weitere 5 Minuten gebacken.

Nährwerte (1 Rolle ohne Belag):

580 kcal

Kohlenhydrate: 11 g

Eiweiß: 80 g

Fett: 25 g

Protein Fluff Cream

- 150 ml Eiklar
- 250 g Magerquark
- 30 g Proteinpulver
- Geschmackspulver wahlweise
- Prise Salz

Das Eiklar mit etwas Salz bestreuen und mit einem Handmixer steif schlafen. Anschließend die restlichen Zutaton unterrühren. Die Creme kann mit Beeren und Zimt getoppt werden.

<u>Nährwerte:</u>

370 kcal

Kohlenhydrate: 10 g

Eiweiß: 76 g

Fett: 4 g

FAQ

Fragen:	Beantwortung im Kapitel:
Kalorien	
• Wie errechne ich meinen Kalorienbedarf?	**1.5**
• Wie hoch sollte das tägliche Kaloriendefizit sein und wovon ist die Höhe abhängig?	**1.6**
• Kann ein Kaloriendefizit zu hoch sein und welche Folgen kann dies haben?	**1.6**
• Führt ein Kaloriendefizit zu verminderter Gedächtnisleistung?	**1.8**
• Wie tracke ich meine Kalorien und was muss ich beachten?	**1.3**
• Muss man alle Lebensmittel wiegen?	**1.3**
• Wie tracke ich die Mahlzeiten „auswärts“?	**1.3**
• Kann jede Person / jeder Athlet „shredded“ werden? • Wie reagiert der Körper bei einem sehr niedrigen Körperfettanteil?	**1.7**
Eiweiß	
• Was ist Protein?	**2.1.1**
• Wie viel Protein brauche ich und wovon ist die Höhe der Proteinzufuhr abhängig?	**2.1.4**
• Ist Protein schädlich oder schädigt es meine Nieren?	**2.1.4**
• Was ist die biologische Wertigkeit und was sagt diese aus?	**2.1.5**

• Welche Lebensmittel verfügen über eine hohe biologische Wertigkeit? • Wie kann man die biologische Wertigkeit erhöhen? • Was sind EAAs? • Was sind BCAAs? • Ist der Konsum von EAAs oder BCAAs als Nahrungsergänzungsmittel sinnvoll oder überflüssig? • Welche Lebensmittel sind besonders proteinreich und haben einen hohen Anteil an essentiellen Aminosäuren? • Was ist Whey und warum ist es eines der sinnvollsten Nahrungsergänzungsmittel? • Wie unterscheiden sich Whey Konzentrat, Isolat und Hydrolysat voneinander? • Welche Unterschiede gibt es bei den Proteinpulvern?	**2.1.5** **2.1.5** **2.1.7** **2.1.8** **2.1.9** **2.1.10** **2.1.12** **2.1.13** **2.1.13**
Fett • Was sind gesättigte und ungesättigte Fettsäuren? • Was ist Omega-3? • Wie viel Fett sollte man in der Diät konsumieren? • Gibt es eine tägliche Mindestfettmenge? • Welche Energiedichte haben Fett, Eiweiß und Kohlenhydrate? • Welche Funktion hat Fett?	 **2.2.1** **2.2.1** **2.2.2** **2.2.2** **2.2.3** **2.2.3**

• Welche Lebensmittel enthalten hohe Anteile an ungesättigten Fettsäuren? • Welche Lebensmittel enthalten Omega-6- und Omega-3- Fettsäuren und in welchen Mengen?	**2.2.5** **2.2.5**
Kohlenhydrate • Was sind Kohlenhydrate? • Welche Zuckerarten gibt es und wo sind diese enthalten? • Was sind Ballaststoffe? • Wie hoch sollte die tägliche Menge an Ballaststoffen sein? • Welche Aufgabe haben Ballaststoffe? • Welche Funktion haben Kohlenhydrate und wie wirken sie? • Wie viel Glykogen kann der Körper aufnehmen? • Wie kann das Muskelglykogen erweitert werden? • Wie viel Wasser bindet Glykogen? • Können Kohlenhydrate in Fett eingelagert werden? • Gibt es gute und schlechte Kohlenhydrate? • Was ist der glykämische Index und welche Relevanz hat dieser? • Welche Lebensmittel haben einen besonders hohen glykämischen Index? • Welche komplexen Kohlenhydrate eignen sich in der Diät? • Wie hoch sollte die tägliche Menge an Kohlenhydraten in der Diät sein?	 **2.3.1** **2.3.1** **2.3.2** **2.3.2** **2.3.2** **2.3.3** **2.3.3** **2.3.3** **2.3.3** **2.3.3** **2.3.3** **2.3.4** **2.3.4** **2.3.4** **2.3.5**

• Benötigt der Körper Kohlenhydrate bzw. sind diese essentiell? • Ab wann befindet sich der Körper in der Ketose?	**2.3.5** **2.3.5**
Diätmethoden • Was ist der Refeed und worin unterscheidet sich dieser zu einem Cheatday? • Wie oft sollte ein Refeed umgesetzt werden? • Was ist das Carb-Cycling? • Lässt sich der Refeed mit dem Carb-Cycling kombinieren? • Wie wendet man das Carb-Cycling an?	**2.3.6**
Nährstofftiming • Gibt es einen optimalen Zeitpunkt für die Nahrungsaufnahme? • Wann ist der Körper besonders aufnahmefähig für Nährstoffe? • Was sind die Vorteile eines Post-Workout-Meals und wie könnte dieses aussehen? • Wie viel Leucin wird benötigt, um die Proteinsynthese zu aktivieren? • Hat tiefgekühltes Gemüse einen geringeren Anteil an Mikronährstoffen, als frisches Gemüse?	**3** **3.1** **3.1** **2.1.9** **3.3**
Mikronährstoffe • Welche Mikronährstoffe gibt es und wie unterscheiden sich diese?	**4.1**

• Welche Richtwerte gibt es für die tägliche Zufuhr an Mikronährstoffen? Wie sind die Empfehlungen zu bewerten? • Welche Lebensmittel enthalten ausgewählte Mikronährstoffe in höheren Mengen? • Wie viele Elektrolyte (Natrium, Kalium, Magnesium) werden beim Sport ausgeschieden?	**4.2** **4.3** **4.5**
Nahrungsergänzungsmittel • Was sind Nahrungsergänzungsmittel? • Braucht man Nahrungsergänzungsmittel? • Liefern Nahrungsergänzungsmittel Vorteile?	**5**
Pre-Workout • Was sind Pre-Workout-Booster und welche Wirkungsweise wird unterschieden? • Welche Stimulanzien sollten aufgrund gesundheitlicher Risiken gemieden werden? • Was ist Koffein, wie wirkt es und wie dosiert man es? • Was ist die Vaskularität und wie kann diese erzeugt werden? • Wie kann man das Blutvolumen zur Steigerung der Durchblutung / des „Pumps“ erhöhen? Wie erzeuge ich sichtbare Blutgefäße? • Wie viel Flüssigkeit sollte am Tag aufgenommen werden?	**5.1** **5.1.3 / 5.1.4** **5.1.5** **5.1.6** **5.1.7** **5.1.7**

• Welche natürlichen diuretischen Methoden gibt es? • Welche Nahrungsergänzungsmittel können die Durchblutung fördern?	**5.1.7** **5.1.8**
Fatburner • Können Fatburner Fett verbrennen? • Was ist die Lipolyse? • Können Fatburner gesundheitsschädlich sein?	 **5.2.2**
Süßungsmittel • Welche Süßungsmittel gibt es und um was genau handelt es sich dabei? Welche Unterscheidungen gibt es? • Haben Süßungsmittel Kalorien und steigt durch den Konsum der Insulinspiegel? • Sind Süßungsmittel gesundheitsschädlich? • Regen Süßstoffe den Appetit an? • Ist Aspartam gesundheitsgefährdend? Fördert der Konsum von Aspartam die Krebsbildung? • Welche Süßungsmittel sind in Nahrungsergänzungsmitteln enthalten?	 **6.1** **6.2** **6.2** **6.2** **6.4** **6.5**
Intermittent Fasting • Was ist Intermittent Fasting und welche Vorteile hat es? • Kann das IF auch flexibel und auf die eigenen Ansprüche modelliert werden?	 **7.1** **7.1.4**

Mindset • Was ist das dynamische Mindset und welche entscheidende Rolle spielt dieses in der Diät?	**7.2**
Food Focus • Was ist der Food Focus und wodurch wird dieser beeinflusst? • Wie kann man dem Food Focus entgegenwirken?	**7.3**
Körperliche Belastung • Was ist die regenerative Fähigkeit und wodurch wird diese beeinflusst? • Ist das Cardiotraining in der Diät zwingend notwendig, um Fett zu verbrennen und die Zieloptik zu erreichen? • Warum sollte das Cardiotraining umgesetzt werden? • Wie erfolgt das Krafttraining in der Diät?	**8.2** **8.5** **8.5** **8.7**
Diätende • Wie verhalte ich mich nach der Diät? • Wie reagiert der Körper nach einer Diät? • Was ist das Reverse Dieting?	**9** **9.1** **9.2**

Literaturverzeichnis:

Acker, Frank-Holger: „Ernährung für (Kraft-) Sportler – Intermittent Fasting 2.0", 5. Auflage, 2018.

Bahadori, Sepehr: „Ernährungspedia – Aufbau und Diät".

Bahadori, Sepehr: „Trainingspedia – Das Fundament".

Berkham, Martin: "The Leangains Method", 2018, USA.

Breitenstein, Berend / Hamm, Michael: „Bodybuilding – Erfolgreich, natürlich, gesund", Rohwolt Taschenbuch, 1996, Hamburg.

Brody, S.: „Vitamin C gegen Stress", in: Deutsche Apotheker Zeitung 2003, Nr. 23, S. 119, 01.06.2003.

Bundesamt für Risikobewertung: „Nahrungsergänzungsmittel, die Dinitrophenol (DNP) enthalten, können zu schweren Vergiftungen bis hin zu Todesfällen führen", in: Aktualisierte Mitteilung Nr. 046/2015 des BfR vom 26. November 2015.

Bundesinstitut für Risikobewertung: „Gesundheitliche Bewertung von 1,3-Dimethylamylamin (DMAA) als Inhaltsstoff von Produkten, die als Lebensmittel in Verkehr gebracht werden", in Stellungnahme Nr. 030/2012 des BfR vom 31. Mai 2012.

Bundesinstitut für Risikobewertung: „Gesundheitliche Bewertung von synephrin- und koffeinhaltigen Sportlerprodukten und Schlankheitsmitteln", in: Stellungnahme Nr. 004/2013 des BfR vom 16. November 2012.

Bundesinstitut für Risikobewertung: „Getränke mit isoliertem L-Theanin", in: Stellungnahme des BgVV vom 5. Juni 2001.

Bundesinstitut für Risikobewertung: „Risikobewertung von Pflanzen und pflanzlichen Zubereitungen", 2. Auflage, 2013.

Buyken, Anette: „Glykämischer Index - Revolution oder Sturm im Wasserglas?", in: UGB- Forum 4/03.

Deutsche Gesellschaft für Ernährung (DGE): „Referenzwerte für die Nährstoffzufuhr", 2. Auflage, 25. Februar 2015.

Dweck, Carol: "Selbstbild: Wie unser Denken Erfolge oder Niederlagen bewirkt.", Piper Verlag, 2006.

European Food Safety Authority: „Output of the public consultation on the draft EFSA scientific opinion on the re-evaluation of aspartame (E951) as a food additive", EFSA supporting publication 2013: EN-523.
European Food Safety Authority: „Scientific Opinion on the re-evaluation of aspartame (E 951) as a food additive", EFSA Journal 2013; 11(12):3496.
European Food Safety Authority: „Statement on two reports published after the closing date of the public consultation of the draft Scientific Opinion on the re-evaluation of aspartame (E 951) as a food additive", EFSA Journal 2013;11(12):3504.
Farrow, Lynne: „Die Jod Krise", Mobiwell Verlag 3. Auflage, 2018.
Feldheim, Walter / Steinmetz, Ruth: „Ernährungslehre", Verlag W. Kohlhammer, 4. Auflage, 1998.
Forth, Wolfgang; Adam, Olaf, Coffein: „Umgang mit einem Genussmittel, das auch pharmakologische Wirkungen entfalten kann", in: Deutsches Ärzteblatt 98, Ausgabe 43, 26.10.2001.
Gerkan, Regine: „Frakturprophylaxe: Vitamin D immer mit Vitamin K2 kombinieren", in: Deutsches Ärzteblatt 11/2016.
Hahn, Andreas: „Nahrungsergänzungsmittel und ergänzende bilanzierte Diäten", Wissenschaftliche Verlagsgesellschaft mbH Stuttgart, 2006.
Herzner, Simone: „Was sind eigentlich Kohlenhydrate?", in: Apotheken Umschau, 23.03.2015.
Hofmekler, Ori: „The Warrior Diet: Switch on Your Biological Powerhouse – For High Energy, Explosive Strength, and a Leaner, Harder Body", Blue Snakes Books, Kalifornien.
Loeffelholz, Christian: "Ernährungsstrategien in Kraftsport & Bodybuilding – Optimaler Muskelaufbau, beschleunigter Fettabbau, gesteigerte Kraftleistung, novagenics, 13. Auflage, 2009.
Menche, Nicole: „Biologie Anatomie Physiologie", Urban & Fischer, 6. Auflage, 2007, München.
Nationale Anti-Doping Agentur Deutschland: „Welt Anti-Doping Code - INTERNATIONALER STANDARD - VERBOTSLISTE 2020", 01.01.2020.
Pauls, Jan: „Das große Buch vom Krafttraining", Copress Verlag, 2011.
Pauls, Jan: „Krafttraining – Die 100 Prinzipien", Copress Verlag, 1. Auflage, 2011.

Said, Andre: „DMBA nicht mehr verkehrsfähig - Beliebte „Pre-Workout-Boosts" zeigen unerwünschte Wirkungen", in: Deutsche Apotheker Zeitung 2015 Nr. 10.
Strunz, Ulrich & Jopp, Andreas: "Mineralien – Das Erfolgsprogramm", Heyne, 8. Auflage, 2003.

Quellen:

Antonio, J. / Uelmen, J. / Rodriguez, R. / Earnest, C.: "The effects of Tribulus terrestris on body composition and exercise performance in resistance-trained males", in: International Journal of Sport Nutrition and Exercise Metabolism, 10.06.2000, https://pubmed.ncbi.nlm.nih.gov/10861339/ (abgerufen am 01.01.2021).
Bechthold, Angela / Albrecht, Vanessa / Leschik-Bonnet, Eva / Heseker, Helmut: „Beurteilung der Vitaminversorgung in Deutschland - Teil 2: Kritische Vitamine und Vitaminzufuhr in besonderen Lebenssituationen", in: Ernährungs Umschau 59 (2012) S. 396–40, https://www.ernaehrungs-umschau.de/fileadmin/Ernaehrungs-Umschau/pdfs/pdf_2012/07_12/EU07_2012_396_401.qxd.pdf (abgerufen am 01.01.2021).
Berkham, Martin: "Supplements You Might Actually Find Useful", in: Leangains Online, 12.12.2017, https://leangains.com/supplements-you-might-actually-find-useful/ (abgerufen am 01.01.2021).
Berkham, Martin: EAA or BCAA and why? – Q&A #11, in: Leangains Online, 07.10.2018, https://leangains.com/eaa-or-bcaa-and-why-qa-11/ (abgerufen am 01.01.2021).
Bundesamt für Verbraucherschutz und Lebensmittelsicherheit (BVL): „Nahrungsergänzungsmittel mit DMBA sind nicht verkehrsfähig", in: BVL Online, 05.02.2015, www.bvl.bund.de/DE/08_PresseInfothek/01_FuerJournalisten/01_Presse_und_Hintergrundinformationen/01_Lebensmittel/2015/2015_02_05_pi_NEM_DMBA.html (abgerufen am 01.01.2021).
Coles, Katie: "The Ultimate Guide to Reverse Dieting", in: Bodybuilding Online, 29.08.2017, https://www.bodybuilding.com/content/the-ultimate-guide-to-reverse-dieting.html, (abgerufen am 01.01.2021).

Das Deutsche Ernährungsberatungs- und -informationsnetz: „Biologische Wertigkeit", in: Ernährungslexikon des Instituts für Ernährungsinformation, http://www.ernaehrung.de/lexikon/ernaehrung/b/Biologische-Wertigkeit.php (abgerufen am 01.01.2021).
Deutsche Gesellschaft für Ernährung: „Fett, essenzielle Fettsäuren", in: DGE Online, https://www.dge.de/wissenschaft/referenzwerte/fett(abgerufen am 01.01.2021).
Deutsche Sporthochschule Köln: „Octodrine - ein dopingrelevantes Stimulanz", in: DSHS-Köln Online, 26.10.2018, https://www.dshs-koeln.de/institut-fuer-biochemie/doping-substanzen/doping-lexikon/o/octodrine-ein-dopingrelevantes-stimulanz/ (abgerufen am 01.01.2021).
Deutsche Sporthochschule Köln: „Stimulanzien mit Alkylamin-Struktur", in: DSHS-Köln Online, 20.10.2018, https://www.dshs-koeln.de/institut-fuer-biochemie/doping-substanzen/doping-lexikon/s/stimulanzien-mit-alkylamin-struktur/ (abgerufen am 01.01.2021).
Die Bundesregierung: „Koffein: Die Dosis macht's", in: Bundesregierung Online, 09.08.2016, https://www.bundesregierung.de/breg-de/aktuelles/koffein-die-dosis-macht-s-348320 (abgerufen am 01.01.2021).
Dirlewanger, M. / di Vetta,V. /Guenat, E. / Battilana, P. / Seematter,G. / Schneiter, P. /Jéquier, E / Tappy L.: "Effects of short-term carbohydrate or fat overfeeding on energy expenditure and plasma leptin concentrations in healthy female subjects", in: Institute of Physiology, University of Lausanne, Switzerland PMID: 11126336DOI: 10.1038/sj.ijo.0801395, https://pubmed.ncbi.nlm.nih.gov/11126336/(abgerufen am 01.01.2021).
Douwes, Friedrich: „Lugol'sche Lösung: eines der günstigsten und wichtigsten Medikamente", in: Klinik St. Georg Online, 26.04.2015 https://www.klinik-st-georg.de/lugolsche-loesung/ (abgerufen am 01.01.2021).
EUR-LEX: VERORDNUNG (EU) Nr. 1169/2011 DES EUROPÄISCHEN PARLAMENTS UND DES RATES betreffend die Information der Verbraucher über Lebensmittel und zur Änderung der Verordnungen (EG) Nr. 1924/2006 und (EG) Nr. 1925/2006 des Europäischen Parlaments und des Rates und zur Aufhebung der Richtlinie 87/250/EWG der Kommission, der Richtlinie 90/496/EWG des Rates, der Richtlinie 1999/10/EG der Kommission, der Richtlinie 2000/13/EG des Europäi-

schen Parlaments und des Rates, der Richtlinien 2002/67/EG und 2008/5/EG der Kommission und der Verordnung (EG) Nr. 608/2004 der Kommission, 25.10.2011, https://eur-lex.europa.eu/legal-content/DE/TXT/PDF/?uri=CELEX:02011R1169-20180101&from=EN (abgerufen am 01.01.2021).

Europäische Union: Verordnung (EU) 2019/650 der Kommission vom 24. April 2019 zur Änderung des Anhangs III der Verordnung (EG) Nr. 1925/2006 des Europäischen Parlaments und des Rates in Bezug auf Yohimbe (Pausinystalia yohimbe (K. Schum) Pierre ex Beille), C/2019/2906, https://eur-lex.europa.eu/legal-content/DE/TXT/?uri=celex%3A32019R0650 (abgerufen am 01.03.2021).

Forster, Danny: „DMAA Nachfolger gefunden – DMHA", in: Gannikus Online, https://www.gannikus.de/supplementartikel/dmaa-nachfolger-gefunden-dmha/ (abgerufen am 01.01.2021).

Geng, Carolin / Rajcic de Rezende, Tábata / el-Atma, Oliver / Walch, Stephan / Lachenmeier, Dirk W.: „Internethandel: Verbotene Stoffe in Schlankheitsmitteln", in: Untersuchungsamt für Lebensmittelüberwachung und Tiergesundheit Baden Württemberg Online, 05.03.2019, https://www.ua-bw.de/pub/beitrag.asp?subid=2&ID=2767 (abgerufen am 01.01.2021).

Goedecke, Simon: "DMAA, DMHA und Co. Die Wirkung, Nebenwirkungen, Rechtslage und Geschichte von Hardcore-Boostern!", in: Gannikus Online, https://www.gannikus.de/supplementartikel/die-wirkung-nebenwirkung-rechtslage-und-geschichte-von-hardcore-boostern/ (abgerufen am 01.01.2021).

Goedecke, Simon: "Welchen Stellenwert haben BCAAs beim Muskelaufbau?", in: Gannikus Online, https://www.gannikus.de/supplementartikel/warum-bcaas-fuer-die-meisten-sportler-unnoetig-sind/ (abgerufen am 01.01.2021).

Gonzales, Alain: "Carb Cycling That Actually Works", in: T-Nation Online, 26.04.2016, https://www.t-nation.com/diet-fat-loss/carb-cycling-that-actually-works, (abgerufen am 01.01.2021).

Harberg, Jochen: „Kohlenhydrate erklärt: gute Carbs, schlechte Carbs", in: Fit for Fun, https://m.fitforfun.de/abnehmen/gesund-essen/kohlenhydrate-erklaert-gute-carbs-schlechte-carbs-285164.html (abgerufen am 01.01.2021).

Harvie, Michelle / Wright, Claire / Pegington, Mary / McMullan, Debbie / Mitchell, Ellen / Martin, Bronwen / Cutler, Roy G / Evans, Gareth / White-

side, Sigrid / Maudsley, Stuart / Camandola, Simonetta / Wang, Rui / Carlson, Olga / Egan, Josephine / Mattson, Mark / Howell, Anthony: "The effect of intermittent energy and carbohydrate restriction v. daily energy restriction on weight loss and metabolic disease risk markers in overweight women", in: Cambridge University Press: 110(8): 1534–1547., 16.04.2013 https://www.ncbi.nlm.nih.gov/pmc/articles/PMC5857384/(abgerufen am 01.01.2021).

Hennig, Julia-Sarah: „Kohlenhydrate – die Energielieferanten", in: Foodspring Online, https://www.foodspring.de/magazine/kohlenhydrate(abgerufen am 01.01.2021).

Hoberg, Derk: „Kohlenhydrate: Gute und schlechte Kohlenhydrate", in: Worlds of Food Online, https://www.worldsoffood.de/gesundes-und-bio/item/168-kohlenhydrate-gute-und-schlechte-kohlenhydrate.html (abgerufen am 01.01.2021).

Institut für Ernährungsinformation: „Ernährungsinformationen - Nährstoffverteilung/ -relation", in: Deutsches Ernährungsberatungs- und –informationsnetz Online, http://www.ernaehrung.de/tipps/allgemeine_infos/ernaehr13.php (abgerufen am 01.01.2021).

Institut für Veterinärpharmakologie und -toxikologie Schweiz: „Xylitol – Kleintier",
https://www.vetpharm.uzh.ch/clinitox/toxdb/KLT_086.htm?Submit=done(abgerufen am 01.01.2021).

Janzen, Selina: „Gesunde Fette: 10 gute Quellen", in: Eat Smarter Online, 24.01.2020, https://eatsmarter.de/ernaehrung/gesund-ernaehren/gesunde-fette (abgerufen am 01.01.2021).

Kofler, Stefan: „Designer Droge in Dorian Yates NOXpump entdeckt", in: Gannikus Online, 22.08.2015, https://www.gannikus.de/news/29designer-droge-in-dorian-yates-noxpump-entdeckt/(abgerufen am 01.01.2021).

Kofler, Stefan: „DMBA offiziell in ganz Deutschland verboten!", in: Gannikus Online, 09.02.2015, https://www.gannikus.de/news/dmba-offiziell-ganz-deutschland-verboten/(abgerufen am 01.01.2021).

Leber, Leonie: „Vitamin C: Lebensmittel, Wirkung & Mangel", in: Foodspring Online, https://www.foodspring.de/magazine/vitamin-c#Vitamin_C_Lebensmittel (abgerufen am 01.01.2021).

Maixner, Sibylle / Kohl-Himmelseher, Matthias: „Schlank und fit mit Pillen?“, in: Untersuchungsämter für Lebensmittelüberwachung und Tiergesundheit Baden Württemberg Online, 15.03.2016, https://www.ua-bw.de/pub/beitrag.asp?subid=2&Thema_ID=1&ID=2220&Pdf=No&lang=DE (abgerufen am 01.01.2021).

Nationale Anti-Doping Agentur: „Vorsicht vor Nahrungsergänzungsmitteln“, in: NADA Online, 19.02.2016, https://www.nada.de/nada/aktuelles/news/newsdetail/vorsicht-vor-nahrungsergaenzungsmitteln (abgerufen am 01.01.2021).

Neychev, V.K.: “The aphrodisiac herb Tribulus terrestris does not influence the androgen production in young men”, in: Journal of Ethnopharmacology Volume 101, Issues 1–3, 3, Seite 319, 01.10.2005, Pages 319-323, https://pubmed.ncbi.nlm.nih.gov/15994038/(abgerufen am 01.01.2021).

Özdemir, Erdim: „Omega-3- und Omega-6-Fettsäuren - die gesunden Fette“, in: Cerascreen Online, 29.05.2019, https://www.cerascreen.de/blogs/gesundheitsportal/omega-3-und-omega-6-fettsauren (abgerufen am 01.01.2021).

Redaktionsteam Lebensmittelklarheit: „Süße Zusatzstoffe: Zuckeraustauschstoffe und Süßstoffe“, in: Lebensmittelklarheit Online, 24.01.2017, https://www.lebensmittelklarheit.de/informationen/suesse-zusatzstoffe-zuckeraustauschstoffe-und-suessstoffe (abgerufen am 01.01.2021).

Steinhart, Johannes: „Kalorienverbrauch – Wie er sich wirklich zusammensetzt“, in: Fitness-Experts Online, 01.03.2021, https://fitness-experts.de/grundlagen/kalorienverbrauch (abgerufen am 01.01.2021).

Toeller, Monika: „Welche Funktion haben Kohlenhydrate im Körper?“, in: Eat Smarter Online, 06,03.2019, https://eatsmarter.de/ernaehrung/gesund-ernaehren/funktion-kohlenhydrate(abgerufen am 01.01.2021).

U.S. Food & Drug Administration: “DMAA in Products Marketed as Dietary Supplements”, in: FDA Online, 01.08.2018, https://www.fda.gov/food/dietary-supplement-products-ingredients/dmaa-products-marketed-dietary-supplements (abgerufen am 01.01.2021).

U.S. Food & Drug Administration: "DMBA in Dietary Supplements", in: FDA Online, 01.08.2018, https://www.fda.gov/food/dietary-supplement-products-ingredients/dmba-dietary-supplements (abgerufen am 01.01.2021).

U.S. Food & Drug Administration: "DMHA in Dietary Supplements", in: FDA Online, 01.08.2018, https://www.fda.gov/food/dietary-supplement-products-ingredients/dmha-dietary-supplements (abgerufen am 01.01.2021).

Verbraucherzentrale: „Gesundheitsgefahr durch illegale Stoffe", in: Klartext Nahrungsergänzung Online, 30.03.2021, https://www.klartext-nahrungsergaenzung.de/wissen/lebensmittel/nahrungsergaenzungsmittel/gesundheitsgefahr-durch-illegale-stoffe-13394 (abgerufen am 01.01.2021).

Verbraucherzentrale: „Gewonnen und trotzdem verloren - ungewollt gedopt", in: Klartext Nahrungsergänzung Online, 25.06.2020, https://www.klartext-nahrungsergaenzung.de/wissen/lebensmittel/nahrungsergaenzungsmittel/gewonnen-und-trotzdem-verloren-ungewollt-gedopt-13400(abgerufen am 01.01.2021).

Verbraucherzentrale NRW: „DMAA - Ein unerlaubter Stoff in Sportlerprodukten!", in: Verbraucherzentrale Online, 20.11.2020, https://www.verbraucherzentrale.de/wissen/lebensmittel/nahrungsergaenzungsmittel/dmaa-ein-unerlaubter-stoff-in-sportlerprodukten-13331(abgerufen am 01.01.2021).

Verbraucherzentrale NRW: „Fatburner zum Abspecken - oft eine Gefahr!", in: Verbraucherzentrale Online, 18.02.2021, https://www.verbraucherzentrale.de/wissen/lebensmittel/nahrungsergaenzungsmittel/fatburner-zum-abspecken-oft-eine-gefahr-13638 (abgerufen am 01.03.2021).

Witte, A. V. / Fobker, M. / Gellner, R. / Knecht, S. / Flöel, A.: "Caloric restriction improves memory in elderly humans", in: PNAS 27.01.2009 Nr. 106 (4) S. 1255-1260, https://www.pnas.org/content/106/4/1255 (abgerufen am 01.01.2021).

Printed by Amazon Italia Logistica S.r.l.
Torrazza Piemonte (TO), Italy

43196857R00121